Qualidade na recepção

encantando o paciente no dia a dia

Ana Paula Cavalcanti Ferreira

1ª edição - Rio de Janeiro - 2015

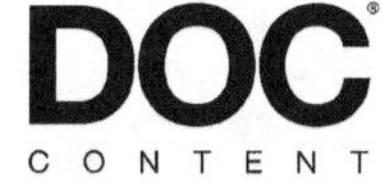

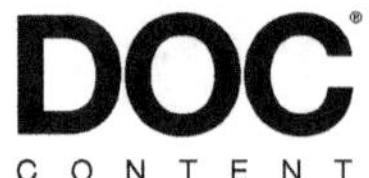

São Paulo

Av. Santa Catarina, 1.521 - Sala 308 - Vila Mascote - CEP: 04378-300 - (11) 2539-8878

Rio de Janeiro

Estrada do Bananal, 56 - Freguesia/Jacarepaguá - CEP: 22745-012 - (21) 2425-8878

USA

4929 Corto Drive - Orlando - FL - 32837 - 1 (321) 746-4046

www.universodoc.com.br

Coordenadores editoriais
Bruno Garcia e Bruno Aires
Revisão
Gabriela Lopes
Designers gráfcos
Danielle V. Cardoso e Beatriz Lopez

Ferreira, Ana Paula.

Qualidade na recepção: encantando o paciente no dia a dia / Ana Paula Ferreira – Rio de Janeiro: Editora DOC, 2015. 1ª edição.

ISBN 978-85-62608-06-3

1. Qualidade na recepção. I. Ferreira, Ana Paula.

CDD-658.4

Prefácio

"O sorriso custa menos que a eletricidade e dá mais luz"
Provérbio escocês

Harold Kleinert é um cirurgião da mão, pesquisador, educador, amado pelos seus pacientes. Janet Nolan é a sua secretária. Ela iniciou recepcionando pacientes, depois estruturando a sua correspondência e trabalhos científicos, finalizando por tomar conta dos seus investimentos e assessorá-lo em cada item da sua agenda. Aprendi com este modelo de eficiência e trabalho em equipe gerando satisfação e grande rentabilidade ainda nos anos de 1980, quando fui estudar cirurgia da mão e microcirurgia em Louisville, Kentucky (Estados Unidos). Hoje, aos 90 anos, Kleinert é o meu maior herói vivo e Janet Nolan é uma pessoa que respeito e com quem continuo aprendendo.

A história de Janet Nolan é o exemplo personificado de tudo o que este excelente livro da Ana Paula C. Ferreira quer mostrar – qualidade, postura, oportunidade, relacionamento interpessoal, humanização, credibilidade, educação continuada, motivação, comprometimento e avaliação de resultados.

Todos nós precisamos de uma boa leitura que inspire as nossas atividades profissionais, mas que nos ensine a ver além, baseado em evidências e experiências acumuladas. Este livro tem tudo isto e muito mais – desde a correção de erros gramaticais clássicos até a autoavaliação. Tenho certeza de que este livro acrescentará qualidade na recepção dos pacientes, pessoas capturadas em momento de fragilidade orgânica e emocional.

Sou feliz por ter conhecido Harold Kleinert e Janet Nolan há 30 anos e aprendido com eles... Poderia ter conhecido um professor ranzinza, mal-humorado e uma secretária impessoal.

Por Osvandré Lech, presidente da Sociedade Brasileira de Ortopedia e Traumatologia (Sbot), que atende pacientes no Rio Grande do Sul e valoriza a qualidade na recepção.

Introdução

Consultório médico: um local onde os pacientes entram em busca de auxílio e de orientação. Com o estado psicológico normalmente fragilizado, o paciente procura sentir-se seguro, confortável e bem atendido. Podemos traduzir tudo isso em apenas um termo: acolhimento. As pessoas, quando buscam pelo auxílio médico, não apenas desejam, mas necessitam efetivamente sentir-se acolhidas.

Como explicar o que é acolhimento? Na verdade, o acolhimento passa por todos os processos do serviço médico, desde o primeiro contato por telefone até o pós-atendimento. Podemos imaginar que um paciente busca, acima de tudo, a resolução do problema que o afeta ao procurar um serviço de saúde. Logo, estaria mais interessado na capacitação técnica de quem o atende e na estrutura oferecida pelo consultório ou clínica do que propriamente nas relações humanas que ali se desenvolvem (em outras palavras, no acolhimento em si). Mas como veremos no decorrer deste livro, acolhimento e qualidade são conceitos intimamente ligados na visão dos pacientes. E qualidade no serviço médico está diretamente ligada ao desempenho de sua linha de frente, ou seja, da equipe da recepção.

O primeiro contato que o paciente faz com o consultório é para agendar sua consulta. Logo, este contato é feito com a secretária. Com um horário marcado, o primeiro espaço que os pacientes ocupam em um consultório é a sala de espera. Novamente, é a secretária a pessoa com quem se tem o primeiro contato. Esta interação inicial é muito importante. Muitas vezes, quando este relacionamento começa mal, compromete todos os processos que vêm em seguida. Por esta razão, mais e mais médicos começam a perceber a importância do atendimento adequado a seus clientes e das secretárias.

Demonstrar como a secretária pode contribuir para exercer esta importante função no consultório é o principal objetivo deste livro. Com uma linguagem simples e direta, você encontrará aqui orientações e dicas para tornar o atendimento digno de elogios e para garantir o sucesso profissional.

Boa leitura!

Sumário

Capítulo 1
Qualidade no atendimento — 9

Capítulo 2
A importância da secretária: você faz a diferença! — 19

Capítulo 3
As habilidades necessárias para o sucesso na recepção — 29

Capítulo 4
Humanizando o atendimento na recepção — 41

Capítulo 5
A hora da verdade para a secretária — 49

Capítulo 6
O constante aprimoramento profissional — 65

Capítulo 7
A motivação no consultório — 73

Capítulo 8
A avaliação do atendimento na recepção — 81

Capítulo 9
A arte de atender bem — 93

Capítulo 10
Casos sobre qualidade na recepção — 107

Conclusão — 117

Bibliografia — 119

Capítulo 1

Qualidade no atendimento

Palavras-chave
- Secretária;
- Qualidade;
- Paciente.

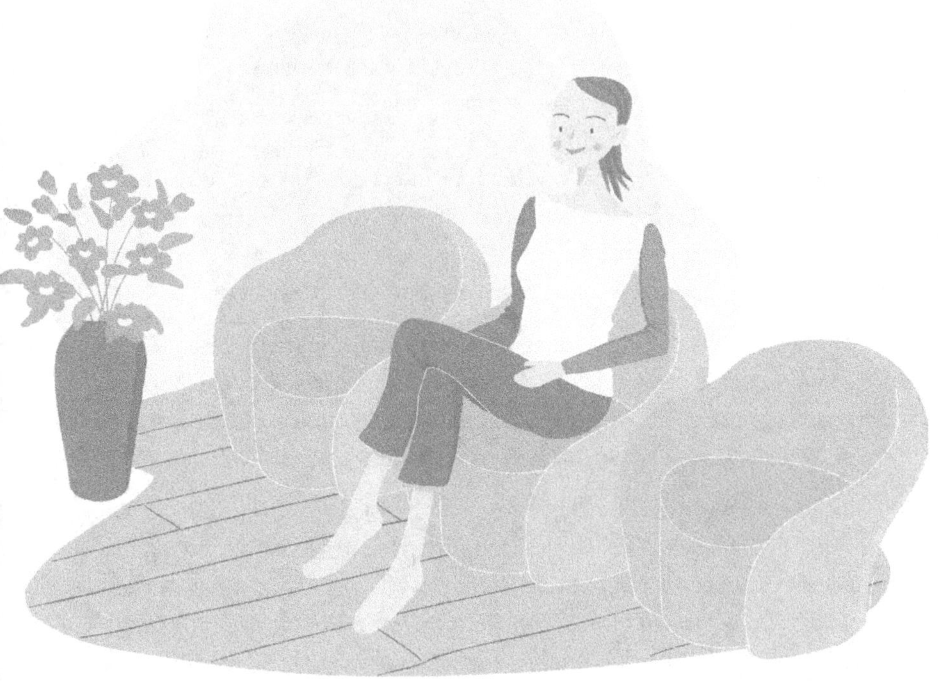

"Comece fazendo o que é necessário, depois o que é possível e,
de repente, você estará fazendo o impossível".
São Francisco de Assis

O que significa qualidade? Antes de responder a esta pergunta, é importante que a secretária compreenda o seu papel e a função do consultório dentro da sociedade. Ao montar um consultório ou clínica, o médico está, na realidade, constituindo uma empresa que prestará serviços às pessoas. Portanto, qualidade no atendimento médico nada mais é do que qualidade na prestação de um serviço.

Pode parecer não fazer diferença, mas analisando um pouco mais a fundo esta questão, percebemos que existem algumas características básicas na prestação de um serviço. A imagem que um cliente faz de um serviço, seja ele qual for, não se refere apenas à prestação do serviço em si, mas a todos os aspectos que o envolvem. No caso do consultório, o atendimento não será analisado com base apenas na consulta ou na resolução dos problemas. Outros pontos podem representar fatores preponderantes na avaliação do paciente. O atendimento recebido ao telefone para agendar uma consulta ou o tempo de espera na recepção são exemplos disso.

Esta característica faz com que serviços dependam de um ciclo de processos de qualidade e não apenas do serviço em si. De nada adianta o médico ser muito bom cientificamente e possuir grande facilidade de lidar com as pessoas, se em outras etapas em que o paciente passa pelo consultório, a percepção de qualidade é negativa. Devemos lembrar que a consulta com o médico é apenas um entre muitos momentos do convívio entre os pacientes e o consultório. E nas outras etapas deste convívio, adivinhe com quem o paciente passará mais tempo? Exatamente: com você, que trabalha na recepção.

Seja por telefone, por e-mail ou pessoalmente, o paciente, estará mais em contato com as profissionais que atuam na recepção do que com o médico. Isso significa que a sua responsabilidade enquanto secretária é muito maior do que as pessoas normalmente imaginam.

Outro item que merece atenção é que serviços não são homogêneos. Por mais que o médico seja bom e que os processos em seu consultório sejam organizados, ele não conseguirá reproduzir a mesma qualidade de atendimento a todos os pacientes. Ele, com certeza, pode fazer dois atendimentos muito bons, mas não poderá fazer dois atendimentos exatamente iguais. Esta individualização de cada atendimento é necessária, pois cada paciente é único e isso deve se refletir na relação do médico com eles. Vale tanto para o médico, quanto para quem trabalha na recepção. Não há como atender da mesma forma todas as pessoas. Isso deixa claro que, além de o serviço depender do ambiente e de uma série de fatores internos, que influenciam na sua percepção, a própria relação com o cliente será decisiva para o resultado do atendimento. Os pacientes são diferentes e, por isso mesmo, apresentam níveis de exigência e atenção diferenciados.

No campo dos serviços, para garantir o resultado, o atendimento precisa ser sob medida para cada paciente, indo além dos processos e das rotinas previamente definidos. Imagine que você recepciona dois pacientes em sequência. Embora tenhamos adotado a mesma postura, o mesmo tom de voz e os mesmos procedimentos, jamais poderemos afirmar que o atendimento foi idêntico. Isso se justifica pelo simples fato de os pacientes terem expectativas distintas formadas por valores diferentes. Além disso, são pessoas com temperamentos distintos e que levarão a profissional da recepção a conduzir o diálogo de maneira a adaptar as suas ações a cada caso.

A percepção de cada um destes pacientes, ainda que recebam o mesmo atendimento, pode ser totalmente divergente. Com isso, quero demonstrar que esta relação é bastante dinâmica: cada caso é um caso e caberá à secretária adaptar os serviços prestados de maneira a satisfazer o maior número possível de pessoas que entrarem em contato com o consultório.

O mesmo atendimento pode ser muito bem recebido por uma pessoa e ser insuficiente para outra. No atendimento de um consultório ou clínica, por mais que a equipe da recepção tente criar padrões de qualidade, seus critérios, obrigatoriamente, deverão ser mais flexíveis, pois a percepção de qualidade será fortemente influenciada por uma série de fatores oriundos do ambiente, do momento e, principalmente, pela atitude do cliente.

O que podemos concluir é que, quanto mais adequado for o serviço da secretária às expectativas de cada cliente, maior será a qualidade percebida por ele. Sempre que estas expectativas forem superadas, você pode ter certeza de que conquistou um paciente. Mas cuidado: uma boa secretária deve entender que a qualidade não está relacionada à opinião dela, mas, sim, à opinião do paciente. Em outras palavras, um atendimento só é bom se o paciente o percebe assim. Vamos a um exemplo prático: imagine que você está na recepção de um consultório e lá, aguardando o atendimento, existem dois pacientes. O primeiro é mais aberto e descontraído. O segundo, mais sisudo e fechado. Você, querendo mostrar-se simpática, tenta iniciar um diálogo com ambos.

Para o primeiro paciente, que tem perfil mais descontraído, esta atitude é bem vista. Logo, um indício de qualidade. Já para o outro paciente, a atitude pode ser mal interpretada como intromissão. Ele, por ter um perfil mais fechado, prefere não dialogar. A simpatia, neste caso, foi vista como incômoda e não como um atendimento de qualidade.

Nem tudo o que se faz para agradar os pacientes na recepção é encarado como positivo ou como um referencial de qualidade. A equipe da recepção deve estar preparada para adaptar-se e lidar com a multiplicidade de personalidades que passarão pela sala de espera dia após dia. Embora, em linhas gerais, seja fácil estabelecer um padrão mínimo de qualidade, na prática é necessário realizar uma série de adaptações para cada paciente que chega. Se você quer realizar um bom trabalho na recepção, lembre-se:

QUALIDADE SÓ É QUALIDADE QUANDO O PACIENTE A PERCEBE COMO TAL

A partir de agora, veremos alguns erros comuns sobre a percepção de qualidade, tanto por parte das secretárias, quanto por parte dos médicos e de seus pacientes. Entendendo um pouco melhor o que cada um destes grupos espera de um bom atendimento, fica mais fácil para uma profissional da recepção adaptar o seu serviço às expectativas de cada grupo.

A QUALIDADE NA VISÃO DO MÉDICO

Se você trabalha ou já trabalhou na recepção de um consultório ou clínica, certamente entende a visão do médico sobre um atendimento de qualidade. Primeiro, vamos entender melhor quem é o médico.

O médico é um profissional treinado para focar sua atuação em questões clínicas, como a melhor escolha para utilizar procedimentos e tratamentos, em busca de resultados mais satisfatórios. Por conta desta forte base científica, ele tende a acreditar que seu conhecimento e sua capacidade são suficientes para que o paciente mensure a qualidade do atendimento.

Não que os conhecimentos científicos e a formação de excelência não sejam importantes, mas a questão é saber se os pacientes percebem esta formação como um diferencial. Sabemos que a formação do médico e a sua titulação têm um valor muito alto. Ele, como ninguém, sabe do esforço necessário para chegar aonde está. Porém, é preciso acreditar que, hoje, este item necessita de um diferencial. Na prática, isso não ocorre, especialmente em um cenário como o atual, no qual o critério de escolha por um médico baseia-se, na maior parte dos casos, em consultas aos livros de convênios.

Outro erro bastante comum é acreditar que o paciente fará uma avaliação do serviço oferecido e que esta análise será restrita aos momentos de interação entre ele e o médico. A secretária que tem esse pensamento tende a dar pouca atenção ao seu trabalho por achar que sua atuação faz pouca diferença. Dessa forma, não busca um aprimoramento e isenta-se de qualquer responsabilidade pelo resultado final. Mas acredite: para muitos pacientes, a sua atuação na recepção terá tanto peso quanto a atuação do médico. Profissionais desatentas, frias e distantes dos pacientes na recepção são uma das maiores causas de reclamação por parte dos pacientes.

Quando uma secretária pensa desta forma, está concordando com o médico e imaginando que ele é o ponto mais importante sob a ótica do paciente, já que este busca a cura ou a resolução de um problema. Mas, por estar no eixo principal do atendimento, o médico, por vezes, tem dificuldades em perceber que outros atores têm papel ativo na condução do atendimento ao paciente: a equipe da recepção, que são as pessoas da linha de frente.

É possível que este médico esteja tão isolado por sua visão sobre qualidade no atendimento que não consiga enxergar os problemas que atuam no seu negócio e que estão do lado de fora da sua sala. Da mesma maneira, ele terá dificuldades em detectar questões internas que podem afastar clientes. Também por conta do isolamento, será difícil obter um *feedback* dos pacientes e dos seus próprios funcionários.

Com isso, percebemos que o entendimento de qualidade por parte do médico é diferente da ótica dos pacientes. Vejamos um exemplo bem simples: um médico com altíssimo conhecimento científico atende seus pacientes com extrema destreza e atenção. Porém, na tentativa de reforçar uma imagem de alta competência técnica e credibilidade, se utiliza com frequência de termos científicos e expressões desconhecidas pela maioria. Talvez, para este profissional, a imagem de extrema competência esteja sendo reforçada. Mas será que, na visão dos clientes, o significado desta ação é o mesmo?

Embora seja um médico atencioso e de fácil diálogo, muitos pacientes acabam tendo uma percepção complexa e duvidosa a seu respeito. A utilização excessiva de termos científicos, para eles, soa como empáfia e arrogância. Muitos pacientes ficam tão desorientados com isso que deixam o consultório sem realmente entender o problema que os aflige. Portanto, o que parecia ser uma excelente maneira de mostrar o quanto um profissional é bom, pode, na verdade, dificultar o diálogo com os pacientes e afetar diretamente a percepção de qualidade.

Uma boa secretária terá também a função de ser uma espécie de "radar" para o médico, identificando e prevenindo problemas. No exemplo citado anteriormente, o médico possivelmente não percebe que sua atitude gera descontentamento. Porém, é possível que a secretária escute comentários dos pacientes ou estes até mesmo venham até ela reclamar.

Mais uma vez, ressaltamos o papel importantíssimo da atitude da equipe da recepção. Além de atender bem, você deve ajudar o médico a corrigir estas distorções de percepção e agir em prol de uma verdadeira construção de credibilidade. Sem falar que, enquanto secretária, você pode desempenhar papel primordial ao servir de "radar" para o médico. O funcionário da linha de frente tem condições de obter *feedbacks* constantes dos pacientes, além de perceber problemas e dificuldades que nem sempre são relatados, mas devem ser observados.

A QUALIDADE NA VISÃO DO PACIENTE – VIRANDO A MESA

Do ponto de vista do paciente, o que significa qualidade no atendimento médico? Será que questões como formação, competência do médico e estrutura tecnológica do consultório são decisivas ou relevantes a ponto de influenciar a percepção do cliente? A questão é: os elementos que o médico e sua equipe priorizam como determinantes para a qualidade são os mesmos que os pacientes priorizam? Enquanto, por parte do consultório ou da clínica, há uma priorização de questões técnicas, para as pessoas que vão em busca de atendimento, características mais subjetivas e abstratas se mostram muito importantes. O acolhimento, por exemplo, é um item determinante para os clientes de serviços médicos. Mas como traduzimos acolhimento? Como o implementamos no atendimento? Ele não é algo que simplesmente compramos e instalamos no consultório.

Da mesma maneira, sensação de segurança, credibilidade, atenção e organização também não podem ser compradas. Elas dependem do gerenciamento de todos os processos em que o consultório ou clínica está inserido. Se em algum destes processos houver falha, a visão geral do paciente no final do atendimento estará comprometida. Mais uma vez, o papel da secretária ou da equipe da recepção é decisivo para oferecer o melhor serviço dentro dos parâmetros de qualidade dos pacientes.

Podemos compreender melhor se traduzirmos isso para uma situação do cotidiano. Imagine uma pessoa que resolve procurar um determinado especialista. Primeiro ela visita o *website* da clínica e tem excelente percepção. Porém, no contato por telefone, sente frieza e distanciamento por parte da secretária. Ainda assim, resolve marcar a consulta. Ao chegar na clínica, a aparência o satisfaz, mas o atendimento só acontece após 40 minutos de atraso. O médico é excelente e impressiona o paciente pela atenção dispensada.

A percepção deste paciente sobre o serviço será boa ou ruim? Nesta situação, é possível verificar que, em praticamente todos os processos citados, o saldo final foi positivo. Porém, em dois momentos, houve pontos negativos. O primeiro foi na marcação da consulta, com o descaso e com a falta de atenção da secretária, e, posteriormente, na sala de espera, onde permaneceu por 40 minutos além do horário agendado.

Diante disso, podemos constatar que a opinião geral deste paciente sobre o atendimento pode não ter sido ruim, mas também não foi positiva a ponto de destacar o serviço ou recomendá-lo a um amigo. Quando pagamos por alguma coisa, os aspectos negativos, em geral, têm mais peso que os positivos. Esta característica é ainda mais forte no setor de serviços.

O paciente quer atenção. Deseja sentir-se valorizado e humanizado. Quando busca o atendimento em saúde, está fragilizado diante das circunstâncias. Por mais que tenha sido bem atendido em diversas etapas e todas as suas solicitações tenham sido respondidas, a percepção global de qualidade estará afetada se em algum momento a qualidade esperada não for alcançada.

Hoje, as pessoas destacam a prestação de serviços médicos em diversas etapas e processos. Da mesma maneira, elas não avaliam o serviço por partes, mas como um todo, e dirão: "não gostei do consultório do Dr. Fulano", mesmo que os aspectos negativos do atendimento tenham ficado restritos a um ou dois momentos, conforme o exemplo citado. Todo o serviço é avaliado enquanto peça única, o que produz na cabeça das pessoas um resultado positivo ou negativo. Por isso, a qualidade no atendimento médico está ligada a dois fatores-chave:

• Entender exatamente quais são as expectativas e os desejos dos seus clientes/pacientes;

• Cuidar para que todos os processos que integram o atendimento estejam "sintonizados" e orientados para atender a estas demandas.

É importante que o médico perceba que não apenas o seu desempenho é decisivo para o resultado final, mas também o de todos os demais atores que, direta ou indiretamente, se envolvem neste processo, em especial o time da recepção, que atende o público.

A QUALIDADE NA VISÃO DA LINHA DE FRENTE

Falamos da percepção do médico e dos pacientes e colocamos, em linhas gerais, o que eles entendem como qualidade. Colocamos também algumas maneiras que você, enquanto profissional da recepção, tem para ajudar a corrigir algumas distorções, auxiliando o médico a oferecer o melhor serviço. Agora falaremos sobre a sua própria visão: o que as secretárias entendem por qualidade?

Será que as pessoas que atuam na recepção percebem a importância do acolhimento dentro dos serviços de saúde? Será que estas profissionais sabem da responsabilidade que têm em suas mãos? Sabem da necessidade de estarem qualificadas, motivadas e empenhadas em gerar credibilidade junto aos pacientes que procuram o consultório ou a clínica? Infelizmente, para muitas pessoas, a resposta a estas perguntas é não.

Muitas vezes, a secretária se enxerga como apenas uma peça operacional da engrenagem e que, por conta disso, não fará diferença. A secretária pode atribuir toda a responsabilidade do atendimento ao médico. Desta forma, ela se isenta, imaginando que sua responsabilidade com o resultado final seja mínima. Esta colaboradora, portanto, não está consciente da sua importância.

Por despreparo, desconhecimento ou descuido, a secretária pode acreditar que a simples presença de alguns elementos na sala de espera (como ar-condicionado, água e café) são suficientes para transmitir aos pacientes conforto e acolhimento. Mas não é bem assim.

As secretárias têm um papel estratégico e fundamental dentro de um serviço médico. E este papel é decisivo para o resultado final. Como veremos nos próximos capítulos, o médico não é o único responsável pela qualidade no consultório, e a recepção é um espaço fundamental para consolidar uma imagem de qualidade. Porém, para isso, a secretária precisa estar consciente do seu papel. Se você está lendo este livro e já chegou até aqui, este é um excelente sinal.

OS MOMENTOS DE INTERAÇÃO COM O PACIENTE

O atendimento médico não se resume a um único momento. Do instante em que o paciente detecta um problema e percebe a necessidade de procurar um especialista até o momento em que ele e o médico ficam frente a frente, passamos por várias etapas. Em cada uma destas etapas de interação – o que chamamos de "momentos da verdade" – deve haver todo um cuidado para que o paciente encontre acolhimento e credibilidade.

O erro está em considerar um momento como mais importante que outro. Na realidade, todos os "momentos" são interdependentes. Por mais que um deles seja encarado como matriz, o resultado final estará comprometido se em qualquer um deles houver falha. Veremos mais adiante que todos os momentos de interação com o público estão interligados. Boa parte deles, inclusive, depende da participação da equipe da recepção, que é a porta de entrada do consultório. Alterar este pensamento é o caminho para obter resultados acima do esperado. No próximo capítulo, veremos com mais detalhes por que o seu papel enquanto secretária é fundamental.

Capítulo 2

A importância da secretária: você faz a diferença!

Palavras-chave
- Postura;
- Comportamento;
- Oportunidade profissional.

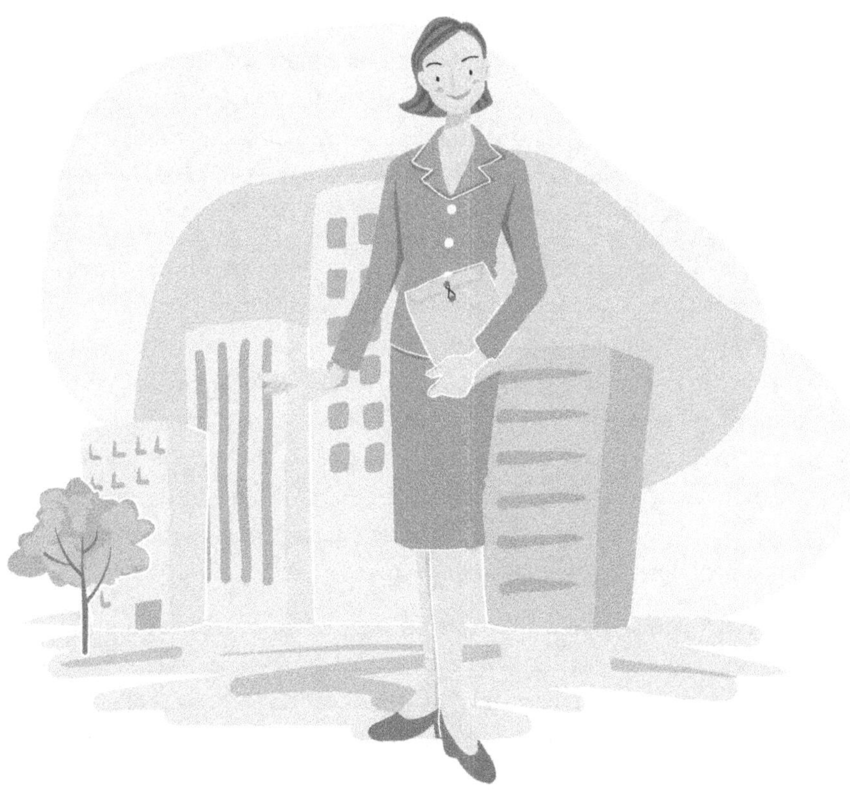

"O problema é que, se você não arrisca nada, o risco é ainda maior."
Erica Jong

Com certeza, em algum momento da vida, você escutou alguém dizer: "O cliente em primeiro lugar". Mais do que um simples ditado popular, esta frase representa uma das bases mais importantes da prestação de um serviço, como um atendimento em um consultório médico. Porém, não significa que é preciso baixar a cabeça para tudo que os clientes dizem, mas, sim, que é necessário perceber e oferecer aos clientes recursos que os deixem satisfeitos. A satisfação do paciente precisa ser vista como uma meta a ser alcançada. Ela é a garantia de que o serviço é bem aceito e que sua qualidade é plenamente satisfatória.

Ok, mas o que você, enquanto secretária de um consultório ou clínica, tem a ver com isso? A resposta é simples: tudo! Como já vimos, é muito comum que as pessoas (médicos e secretárias) acreditem que a equipe que recebe os pacientes não tenha muita importância ou responsabilidade no resultado final do trabalho. Também vimos, entretanto, que este é um grande engano. Na verdade, em determinados aspectos que serão avaliados pelos pacientes, a atuação da secretária é até mais importante que a do médico. Então, antes de continuar lendo este capítulo, tenha uma coisa em mente: o seu trabalho faz toda a diferença para que um atendimento médico seja considerado de qualidade.

É verdade que todo paciente busca um especialista em saúde para resolver algum problema ou sanar alguma dúvida que é técnica e científica. A responsabilidade de resolver os problemas de saúde são – e sempre serão – do médico. Não há qualquer dúvida em relação a isso. Porém, o aspecto técnico do atendimento nem sempre é o de maior peso na avaliação do paciente, que busca neste serviço outros elementos, como atendimento cordial, atenção, humanização e eficácia. Nestes aspectos, só a atuação do médico não basta. Quem trabalha na recepção precisa estar atenta, pois sua postura será fundamental nestes e em outros aspectos.

A satisfação do paciente também não é algo obtido através de fórmula, como em um cálculo matemático. Todas as etapas da prestação de um serviço médico devem se adaptar às necessidades que cada indivíduo apresenta. Claro que nem sempre é possível agradar a todos, mas dentro do segmento e do perfil de público que o consultório optou por atender, a secretária deve estar preparada e possuir processos minimamente maleáveis, que permitam a ela atender às expectativas de cada indivíduo de maneira satisfatória.

A qualidade não percebida é perda de tempo. Logo, o grande desafio é fazer com que a qualidade oferecida seja a mesma percebida pelo paciente. Como você, secretária, é peça-chave neste processo, podemos enumerar alguns pontos que certamente lhe ajudarão bastante, antes de passarmos a elementos mais técnicos de um bom atendimento.

Existem três motivos principais para valorizar o atendimento ao cliente: de ordem material, de ordem intelectual e de ordem espiritual. É importante ressaltar que, quando falamos do atendimento e da satisfação dos pacientes, estamos nos referindo à adequada prestação do serviço da secretária, sem esquecer a importância de outras pessoas envolvidas no processo. No entanto, por ser a primeira a ter contato com os pacientes, ela passa a ser uma figura essencial em todo o processo. A seguir, abordamos um pouco sobre estes motivos para valorizar o atendimento aos pacientes:

De ordem material: focalizar o bom e eficiente atendimento aos clientes pode ser traduzido em crescimento profissional e, algumas vezes, em maior remuneração financeira. Hoje, com um mercado extremamente competitivo, que oferece aos clientes inúmeras possibilidades, não se consegue sucesso em um negócio se o cliente não estiver plenamente satisfeito. A excelência no atendimento pode garantir à secretária o reconhecimento dos pacientes e do próprio médico, de que o seu trabalho realmente faz a diferença.

De ordem intelectual: mais qualificação e crescente aprimoramento profissional são as principais razões intelectuais para uma secretária prestar um atendimento eficiente aos clientes do consultório.

De ordem espiritual: a satisfação pessoal e emocional é a principal vantagem de ordem espiritual. Servindo de maneira adequada os pacientes, a secretária é bem vista e sente-se ainda mais necessária ao consultório. Seu "estado de espírito", sua confiança e sua autoestima tendem a crescer com a prestação de um atendimento eficiente.

O QUE É ATENDIMENTO?

Compreender a necessidade de um bom atendimento é o primeiro passo. Agora, é preciso entender o que vem a ser um atendimento adequado. O dicionário Aurélio da Língua Portuguesa define atendimento como sendo "o processo de dar atenção, observar, acolher com cortesia e tomar em consideração alguém". Esta definição sobre atendimento é bastante ampla. Em se tratando da área médica e da atuação da secretária, podemos definir da seguinte forma:

Atendimento: processo pelo qual as pessoas se relacionam, acolhendo as solicitações demandadas, com agilidade e eficiência, satisfazendo, assim, as necessidades de quem as solicitou.

Ou seja, o atendimento deve estar focado nas demandas que o cliente (neste caso, o paciente) apresenta. Apesar de o atendimento ser peça fundamental em um consultório, há pontos que, muitas vezes, são negligenciados.

CUIDADOS NO ATENDIMENTO

Existem sete equívocos principais, que podem ser cometidos diariamente durante a prestação de um serviço. É preciso ter atenção a estas falhas para não cometê-las no cotidiano do consultório. Veja se você alguma vez já cometeu algum destes deslizes ao lidar com os pacientes:

Apatia: quando o cliente percebe que a secretária não demonstra interesse em suas necessidades. O cliente fala e a secretária pouco se importa com o que ouve. Isso provoca irritação e insatisfação, sentimentos extremamente prejudiciais à imagem do consultório e do próprio médico. Pense na seguinte situação: uma pessoa está diante da secretária explicando seu problema de saúde e esta apenas repete gestos positivos com a cabeça, ficando claro que não está dando a menor atenção ao que o paciente diz.

Má vontade: na hora do atendimento, a secretária parece que deseja se livrar do paciente o mais rápido possível. Por mais que o paciente seja cordial, a secretária não transparece vontade alguma em oferecer ajuda e, por vezes, até dificulta o atendimento. Imagine que um paciente pergunta algo à secretária mas esta não mostra a menor disposição em responder.

Frieza: o paciente é tratado de forma distante. Isso acontece quando a secretária acredita que não precisa se relacionar com o cliente. O atendimento é oferecido de maneira fria, séria e, às vezes, até desagradável. Uma secretária fria pode gerar grande frustração entre os pacientes.

Desdém: esta falha ocorre porque a secretária encara o paciente de "cima para baixo". A secretária age como se o cliente não compreendesse o que lhe é explicado. Imagine, por exemplo, uma secretária que, ao atender um paciente da terceira idade, age como se estivesse diante de uma criança. Quanto desconforto e insatisfação este tipo de atendimento pode causar?

Robotização: o apego à rotina é a principal característica desta falha. Quando executa as mesmas funções, de um jeito idêntico e com movimentos robóticos, a secretária demonstra desmotivação e desinteresse em atender os pacientes, além de ter pouca ou nenhuma capacidade de adaptação diante de situações que fujam do padrão. Embora nem sempre seja percebida, esta situação é mais comum do que se imagina. Por exemplo: um encaixe de um paciente na agenda do médico. Sendo algo que a secretária não costuma fazer, é possível que ela não flexibilize esta decisão, mesmo que seja uma emergência.

Apego às normas: este problema acontece com frequência. Muitas vezes, o funcionário está tão apegado a normas e regras que simplesmente não "enxerga" a necessidade da pessoa que está bem na sua frente. O paciente precisa de algo e a secretária informa que não é possível atendê-lo devido a uma regra do consultório. Isso enfatiza a antipatia e a frieza do atendimento. Ao ser inflexível, a secretária demonstra que não está interessada em satisfazer de maneira adequada o que o cliente deseja. O apego às normas é um problema semelhante à robotização. A secretária torna-se engessada e incapaz de adaptar-se às necessidades específicas de cada paciente.

Jogo da responsabilidade: "o senhor precisa resolver isso com o médico" é uma das frases mais ditas pela secretária que pratica o jogo da responsabilidade no consultório. Esta é uma falha muito comum no trabalho da secretária que não deseja assumir responsabilidades e prefere "jogá-las" para outras pessoas. Um exemplo disso é quando o paciente deseja obter informações sobre a sua consulta que foi agendada pela secretária de outro turno e ouve como resposta que deve buscar estes dados diretamente com a tal secretária.

Então, reconheceu alguns destes erros? Talvez você nunca tenha cometido algum destes deslizes. Se for esse o caso, ótimo! Meus parabéns! Mas se você já cometeu ou ainda comete alguns destes erros, também não é motivo para se envergonhar. Possivelmente, você não recebeu o treinamento adequado para esta tarefa e também não entendia o quão importante é a sua função para o consultório ou clínica onde trabalha. De uma forma ou de outra, o objetivo a partir de agora é estar atenta a estes comportamentos para nunca mais repeti-los. Que tal se preparar para ser uma secretária de sucesso? Vamos começar agora!

O PERFIL DO NOVO PACIENTE

Os equívocos apresentados anteriormente podem ser mais comuns do que se imagina. Porém, se a secretária preza por um atendimento eficiente, consegue combater e evitar facilmente estas falhas. Figura central da sala de espera do consultório, a secretária carrega em si duas funções essenciais: oferecer um atendimento satisfatório aos pacientes e prezar por torná-los fiéis aos serviços oferecidos. Clientes satisfeitos tendem a retornar outras vezes e indicar outros e, assim, passam a ser fiéis ao consultório. Isto evidencia a importância de a secretária se empenhar em executar um bom trabalho no atendimento.

Nos momentos iniciais em que o paciente procura pelo médico, o diálogo se dará entre ele e a pessoa que está na recepção, ou seja, você! Estes momentos são decisivos. Caso o diálogo não seja positivo e o paciente não se sinta bem.atendido, respeitado e acolhido, ele poderá não voltar ao consultório e, então, procurará outro médico. Não podemos nos esquecer que hoje os médicos não possuem mais uma relação de grande intimidade com os seus pacientes. A concorrência é bem maior do que no passado.

Pouco tempo para atender cada paciente, baixo valor pago pelos convênios pelas consultas e uma relação cada vez mais mediada por planos de saúde fazem com que o relacionamento médico-paciente hoje, salvo em raras exceções, esteja cada vez mais frio. A cumplicidade e a confiança, que sempre foram a chave para o bom exercício da Medicina, ficam de fora muitas vezes. Logo, se uma pessoa não possui mais vínculos tão fortes com o profissional que cuida da sua saúde, certamente encontrará enorme facilidade para substituir um especialista por outro, caso não goste do atendimento.

Não podemos esquecer que, além da relação médico-paciente, o perfil dos pacientes também vêm se alterando gradativamente. Mais exigentes, bem informados e conscientes dos seus direitos, os pacientes têm hoje uma postura bem ativa, muito diferente da passividade e da submissão que outrora permeavam a relação com o médico. Eles são capazes, inclusive, de questionar a orientação do profissional e buscar outras opiniões caso não se sintam satisfeitos ou não aceitem os resultados da consulta.

Se os clientes estão exigentes e questionam mais o médico – um profissional que passou muitos anos estudando e se dedicando ao máximo a sua profissão, imagine o quanto eles não são capazes de questionar em relação aos demais colaboradores do consultório. Por conta disso, as exigências para que você seja uma boa secretária também aumentaram. O paciente quer mais do que apenas livrar-se do problema de saúde. Ele quer ser bem tratado e sentir-se único, não apenas ser mais um na agenda do médico. Mais uma vez, chegamos à questão do acolhimento. Nos serviços de saúde, o acolhimento é um ponto fundamental, pois a partir dele geram-se confiança, credibilidade e cumplicidade.

Muitos podem estar se perguntando se caberia à secretária uma responsabilidade tão grande. Mas é preciso entender: a responsabilidade pela qualidade, pelo atendimento e pelo acolhimento nunca será apenas dos profissionais que atuam na recepção. Ela depende da cooperação entre o médico e a sua equipe. Porém, é fácil perceber o importante papel que a equipe de recepção desempenha para que o resultado final seja positivo.

A recepção é o cartão de visitas, a porta de entrada e o principal ponto de contato entre pacientes e serviço médico. Caso a recepção falhe, todo o esforço do médico, seja em sua formação ou nos investimentos técnicos e estruturais no consultório, estará comprometido.

Conquistando pacientes

Hoje, mais que atender bem, a secretária deve estar focada em conquistar os pacientes. Para que este resultado seja atingido, toda a equipe deve conhecer a fundo os conceitos de satisfação e fidelização.

Você deve conhecer o peso que sua função exerce para satisfazer e fidelizar as pessoas que buscam atendimento no consultório. Mais que isso, é importante conhecer a motivação dos pacientes, compreender o que pesa nas suas decisões e o que entendem por qualidade. Quando conhecemos estes elementos, temos melhores condições de ofertar mais valor ao paciente. Fazendo isso, geramos satisfação e, a partir dela, podemos gerar a tão falada fidelização. Na tabela que está na próxima página, explico quais são estes aspectos fundamentais ao consultório e a importância de a secretária valorizá-los em seu trabalho:

Conceito	Definição	A atuação da secretária
Satisfação	É o ato de obter prazer, alegria ou contentamento por algo oferecido na prestação de um serviço.	A secretária recebe os pacientes, escuta seus anseios e atende suas necessidades. Desta forma, os deixa satisfeitos. É preciso estar atenta para identificar o que os pacientes desejam. O principal, na maioria das vezes, é entender a maneira pela qual os clientes querem ser atendidos. Sem esta atuação da secretária, a responsabilidade por satisfazer recai exclusivamente ao médico.
Fidelização	É o processo de tornar uma pessoa leal e confiante a uma empresa a partir do que lhe é oferecido.	O motivo fundamental que leva um cliente a ser fiel ao consultório é a oferta de um serviço que o satisfaça. Neste ponto, a secretária pode se certificar de que o cliente gostou do atendimento. "Estou aqui para solucionar qualquer problema que venha a acontecer" e "que tal deixarmos agendada sua próxima consulta?" são algumas das mensagens simples que ela pode utilizar para garantir a fidelização dos pacientes.

O paciente fiel é aquele que dá prioridade a um determinado médico porque confia em sua atuação. Para ele, outros elementos não serão tão influentes no processo de escolha por um especialista. Neste caso, a relação de confiança estabelecida com os clientes tem um peso muito maior. Como já falamos, a conquista da confiança não depende apenas das ações do médico, mas, sim, da forma como o paciente é tratado por toda a equipe.

A MELHOR FERRAMENTA DE DIVULGAÇÃO

O cliente que tem suas expectativas atendidas sai do consultório satisfeito e, caso seja necessário, é possível que ele volte ou indique o serviço para outras pessoas. Porém, existe ainda um outro nível de satisfação: quando o atendimento recebido vai além das expectativas iniciais. Nestes casos, temos um paciente encantado, ou seja, uma pessoa que foi atendida de maneira muito superior ao que ela própria esperava ou imaginava e que realmente percebe este atendimento como de qualidade. O paciente encantado torna-se facilmente um "multiplicador" do consultório e podemos considerá-lo como a melhor ferramenta de divulgação que existe.

Usamos o termo multiplicador porque esta pessoa estará tão encantada com o serviço que o recomendará para outros possíveis clientes, além de ser um defensor e propagador da boa imagem do médico e de seu consultório. Este boca a boca positivo, com certeza, é a melhor estratégia de divulgação que podemos imaginar.

Quando falamos em serviços de saúde, estamos tratando de uma atividade onde a confiança é um elemento imprescindível. Neste contexto, o que pode gerar mais confiança e credibilidade: um anúncio pago em uma página de revista ou o depoimento de alguém que já utilizou o serviço e faz excelentes recomendações a respeito? Com toda certeza, a segunda opção tem um peso e um poder de influência muito maior.

Logo, é função da secretária (e também do médico) se esforçar no sentido de conquistar e encantar seus pacientes. Pode ter certeza de que, se você for vitoriosa no objetivo de conquistar pacientes, logo o número de multiplicadores do seu trabalho e do consultório será cada vez maior. Eles serão verdadeiros representantes do consultório, mesmo estando longe dele ou tendo já finalizado o seu tratamento.

Como podemos perceber, a prestação de um serviço que satisfaça e fidelize os pacientes é necessária para o consultório. E trata-se de um desafio diário para as secretárias. Por isso, se você pretende crescer na sua carreira (tenho certeza que sim, do contrário não estaria lendo este livro), fique atenta a sua postura e busque sempre a satisfação do paciente. A partir do próximo capítulo, vamos começar a nos aprofundar em como a profissional da recepção presta um bom atendimento e consegue se destacar na fidelização dos pacientes.

Capítulo 3

As habilidades necessárias para o sucesso na recepção

Palavras-chave
- Habilidade;
- Técnica;
- Relacionamento interpessoal.

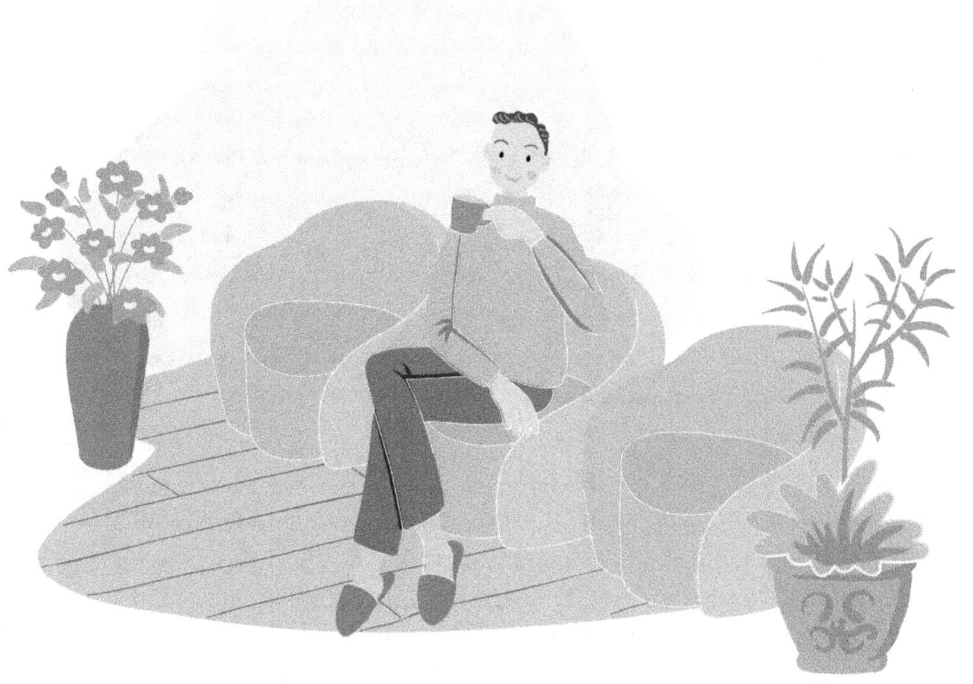

"Toda empresa precisa de gente que erra, que não tem medo de errar e que aprenda com o erro."
Bill Gates

Atender bem é uma arte que, apesar de necessária, não é dominada por todas as secretárias de consultórios médicos. Para oferecer um serviço bem prestado, as secretárias precisam se preparar adequadamente. A verdade é que nenhum desafio é superado sem que o indivíduo esteja consciente das habilidades que deve possuir para se sair bem em uma tarefa. Isto faz parte de sua preparação, além de ser o passo inicial para um atendimento eficiente.

Imagine, por exemplo, uma situação como esta: o paciente liga para agendar uma consulta e, do outro lado da linha, uma secretária com uma voz estridente e sem paciência o atende. Que ideia o paciente terá do consultório? Talvez ele presuma que receberá o mesmo tipo de tratamento ao encontrar-se frente a frente com o médico. Ou acredite que não valha mais a pena ser atendido e desista de agendar um horário. Neste caso, temos um claro exemplo de como o comportamento da secretária comprometeu por completo a imagem do consultório.

As habilidades necessárias

Para que a secretária preste um atendimento eficiente no consultório, é preciso que ela tenha três tipos de habilidades fundamentais: as comportamentais, as técnicas e as relacionais.

Habilidades comportamentais incluem as características que demonstram a conduta e o temperamento da secretária frente aos pacientes. Estão incluídas neste conjunto as características relativas à aparência, à postura e à etiqueta. Uma habilidade comportamental importante para uma secretária é saber trabalhar a comunicação com os clientes. Os cuidados com a voz entram neste quesito.

As habilidades técnicas mostram aos pacientes e ao médico como a secretária pretende executar bem o seu trabalho. Estão incluídas neste grupo as habilidades específicas do trabalho de recepção, como conhecimento de informática, de questões administrativas e das rotinas dos convênios, prestatividade, agilidade e organização, além de atender bem ao telefone.

Já as habilidades relacionais incluem os conhecimentos necessários para a secretária se relacionar bem com o médico, com os pacientes e com os outros colaboradores durante a prestação do serviço. Entre as habilidades relacionais, estão a simpatia na hora de atender, a paciência em tirar dúvidas, a capacidade de relacionamento interpessoal, a demonstração da importância do paciente e a capacidade de mostrar-se satisfeita em atender. A seguir, estão listadas as principais habilidades necessárias para uma linha de frente eficiente:

Habilidades comportamentais

- Postura corporal adequada;

- Roupas e acessórios adequados;

- Boa aparência pessoal e higiene;

- Entonação, velocidade, ritmo, tom e volume da voz;

- Dicção e articulação das palavras;

- Vocabulário;

- Comportamento adequado.

Habilidades técnicas

- Eficiência da comunicação;

- Qualificação profissional;

- Atendimento telefônico;

- Conhecimento da rotina de trabalho;

- Conhecimento dos procedimentos internos da clínica e do consultório;

- Conhecimento de informática.

Habilidades relacionais

- Relacionamento com o cliente e com o médico;

- Empatia;

- Simpatia;

- Posicionamento social;

- Paciência;

- Demonstração de interesse pelo cliente;

- Conhecimento da importância de fidelizar;

- Tato ao atender os clientes;

- Interesse profissional na vida pessoal do paciente;

- Dedicação ao trabalho;

- Atenção com o tempo de espera;

- Atenção aos que estão a sua volta.

Discutiremos a seguir cada uma das habilidades listadas a fim de exemplificarmos cada detalhe dos comportamentos que atuam sobre a qualidade no atendimento.

A IMAGEM DA SECRETÁRIA

A apresentação pessoal tem um peso importante no atendimento de um consultório. A maneira como os profissionais se apresentam reflete diretamente na imagem da recepção e, por associação, na imagem do consultório. Como a secretária é a primeira pessoa com quem o paciente tem contato, a aparência é um dos primeiros aspectos que este observa. Uma boa apresentação pessoal pode garantir, portanto, o primeiro fator de satisfação. Mas é preciso ter cuidado com alguns pontos no que se refere à aparência, tais como descritos a seguir.

Postura corporal: a maneira como a secretária se comporta, gesticula, anda e se senta podem indicar tanto uma personalidade elegante quanto uma pessoa descuidada e relaxada. Portanto, a postura corporal diz muita coisa sobre um indivíduo e pode prejudicar a percepção de qualidade, caso não esteja de acordo com as expectativas dos pacientes.

Cabelo: deve estar sempre bem cuidado, limpo, penteado e arrumado. Ninguém gosta de ser surpreendido por uma secretária descabelada ao entrar em um consultório. Se possuir cabelos compridos, a secretária deve optar por prendê-los, preferencialmente por coques. Neste caso, é recomendável utilizar prendedores ou presilhas discretas, evitando cores vibrantes, laços grandes ou acessórios chamativos. O cabelo preso passa a ideia de seriedade e de asseio. Outra recomendação é o uso moderado de gel. O cabelo deve parecer naturalmente belo. O excesso de gel pode ser interpretado como descuido ou desleixo. Cabelos soltos são bonitos para sair, mas não para trabalhar.

Boca: o cuidado com a saúde bucal é essencial para uma secretária. Afinal, ela se comunica verbalmente com os pacientes durante a prestação do serviço. A principal sugestão é escovar os dentes e a língua todas as vezes que comer algo. O uso do fio dental também é importante. Desta forma, além de manter os dentes limpos, a secretária combate o mau hálito.

Outra observação importante é que os funcionários da recepção devem evitar ao máximo mascar chicletes ou comer no local de trabalho. Em qualquer um destes casos, é causada uma péssima impressão na hora do atendimento. Veja o simples exemplo da goma de mascar: por muitos anos, ela foi associada à rebeldia. Com isso, as pessoas que constantemente estão com chicletes na boca são vistas como irresponsáveis, infantis e até mesmo insolentes.

Mãos, unhas, pernas e axilas: manter-se asseada é a melhor alternativa para valorizar uma apresentação pessoal. Os colaboradores devem cortar as unhas periodicamente, evitando deixá-las com um comprimento grande demais. Algumas pessoas têm aversão a este tipo de unha. O esmalte precisa ser discreto. A secretária deve estar ciente de que não está ali para chamar a atenção pelas unhas e, sim, pelo atendimento eficiente que oferece.

Nas mãos e pernas, é recomendável utilizar hidratante para que a pele não fique ressecada. Em relação às pernas, a secretária pode optar por depilar-se ou, se isso a desagrada, utilizar calças. Há também a necessidade de cuidar das axilas, que precisam estar sempre depiladas. O uso diário de desodorantes evita odores desagradáveis. É importante ainda verificar, com frequência, se não há marcas de suor ou de desodorante na roupa, próximo às axilas. Se necessário – e possível – é recomendável que a secretária troque a camisa. Marcas de suor evidenciam falta de asseio pessoal. Uma dica importante para quem possui cheiro forte de suor é utilizar bicarbonato de sódio puro. Isso elimina o odor desagradável.

Roupas: o uso de minissaias não é aconselhável. As saias precisam estar na altura dos joelhos ou abaixo. Isso demonstra que a secretária é uma pessoa séria e que não está preocupada em chamar a atenção para o seu corpo. Decotes também devem ser descartados. Uma boa sugestão, que é prática e confortável, é o uso de uniforme. Você ficará sempre apresentável, elegante e ainda economizará. Se você ainda não utiliza uniforme, esta é uma boa hora para propor isso ao seu chefe.

Maquiagem: discrição é a palavra-chave no que se refere à maquiagem. A sugestão principal é o uso apenas de um batom de cor suave (evite o vermelho) e rímel nos olhos. Se a recepicionista utilizar complementos, como ruge (*blush*), lápis de olho e sombras, deve fazê-los de maneira discreta. Cores vibrantes não são aceitas com facilidade pelas pessoas, nem são adequadas para o local e para o horário de trabalho – em geral, diurno, pois passam a ideia de que a maquiagem mascara em vez de mostrar a beleza natural.

Bijuterias, joias e acessórios: o excesso precisa ser combatido pela secretária a fim de transmitir a ideia de uma pessoa séria, discreta e tranquila. Muitas bijuterias e joias, usadas ao mesmo tempo, demonstram uma ostentação indesejada. É preferível que a secretária utilize brincos curtos e pequenos. Ela não deve utilizar anéis, colares e pulseiras (somente aliança, quando for o caso). Em relação aos demais acessórios, a secretária necessita manter seus óculos limpos, em bom estado de conservação e com as lentes sem manchas de gordura. Relógios de pulso devem ser utilizados, desde que sejam pequenos e não emitam sons. Barulhos durante o atendimento tendem a desagradar o cliente.

Outros aspectos: em muitos consultórios, a secretária utiliza uniforme durante o expediente, mas é preciso estar atenta atenta à conservação deste uniforme, evitando que ele fique amarrotado, desbotado ou sujo. Se for exigida a utilização de crachá, deve-se deixá-lo sempre em local visível, como logo abaixo do colo, pois estando a secretária sentada a sua mesa, o cliente consegue visualizar a sua identificação.

A secretária que possui a liberdade de usar roupas comuns para trabalhar deve manter-se na discrição, evitando cores vibrantes e roupas pouco formais. Usar roupas sociais e combinar cores harmoniosamente são as ações ideais. Para isso, não é preciso comprar roupas caras, mas ter bom senso e bom gosto. A secretária deve manter um uniforme ou uma roupa em seu armário (se houver um no consultório à disposição) para o caso de emergências: se a roupa sujar, será possível trocá-la de imediato.

A discrição também precisa ser adotada nos sapatos, se estes não fizerem parte do uniforme. A secretária precisa evitar saltos finos e cores chamativas. A preferência deve ser por sapatos de salto médio ou baixo e fechados. A secretária também deve evitar calças jeans.

Apresentamos a seguir um quadro-resumo dos pontos a serem observados com atenção no que se refere à apresentação pessoal e à aparência.

Aspecto	O que a secretária deve fazer?
Roupa ou uniforme	- Manter o uniforme arrumado e limpo; - Se for regra do consultório, manter o crachá em local visível; - No caso de não usar uniforme, escolher roupas discretas; - Evitar decotes e saias curtas; - Manter uma roupa no armário (se houver um à disposição) para emergências.
Cabelo	- Estar sempre com os cabelos limpos, penteados e arrumados; - Se tiver cabelos compridos, é melhor mantê-los presos por coque; - Evitar prendedores de cabelo chamativos; - Não exagerar no gel, se for utilizá-lo.
Saúde bucal	- Evitar o mau hálito: se comer algo, escovar os dentes e usar o fio dental; - Não mascar chicletes.

Aspecto	O que a secretária deve fazer?
Mãos e unhas	- Cortar as unhas pelo menos uma vez por semana; - Escolher esmaltes discretos, com tons suaves; - Utilizar hidratante nas mãos para que elas não fiquem ressecadas.
Maquiagem	- Cores vibrantes devem ser evitadas em todos os aspectos; - Usar maquiagem leve e discreta.
Axilas	- É importante usar diariamente desodorante para evitar transpiração; - Verificar, caso transpire em demasia, se a blusa não está com marcas de suor e trocá-la, se possível; - Não descuidar da depilação.
Pernas	- Dar preferência a saias na altura dos joelhos ou calças, evitando minissaias; - Manter as pernas depiladas também é aconselhável. Entretanto, caso isso a desagrade, optar por calças.
Sapatos	- Em primeiro lugar, verificar se os sapatos fazem parte do uniforme; - Evitar sapatos com saltos altos demais e barulhentos; - Usar sapatos de saltos médios ou baixos e fechados.
Bijuterias, joias e acessórios	- Bijuterias em excesso transmitem a ideia de ostentação; - Preferir brincos e aliança; - Manter os óculos limpos e em bom estado de conservação; - Utilizar relógio de pulso discreto e que não emite sons.

Valorizar estes cuidados com a higiene, o asseio e a aparência tende a se reverter em benefícios para a secretária, pois ela passa a ser vista como uma profissional diferenciada. Mas este não é o único ponto que conta na hora de receber o paciente.

Os cuidados com a voz

A voz é uma importante ferramenta de trabalho para a equipe de atendimento, talvez a mais valiosa delas. A forma de expressá-la é determinante na satisfação dos pacientes. Por isso, é preciso observar alguns aspectos importantes. A expressão verbal é composta por seis fatores: a dicção, o tom, a velocidade, o ritmo, o vocabulário e a gramática. Se um destes pontos for negligenciado, a secretária corre o risco de desagradar os pacientes durante o atendimento ou de não ser compreendida por eles.

Dicção: é o ato de pronunciar corretamente as palavras, articulando de forma adequada os sons. Para isso, a secretária deve falar com calma, evitando "engolir" letras. As letras que ocasionam mais falhas nesta questão são o R, o I e o S. Por exemplo: não se deve dizer *exprimi* e sim, *exprimir*; o certo é *braseiro* e não, *brasero*; fale *os pacientes* e não, *os paciente*; e cuidado para não dizer *atendemu* em vez de *atendemos*. Algumas palavras criam dúvidas devido a sua pronúncia, o que pode interferir até na escrita. É importante que a secretária tenha cuidado com algumas palavras, como estas:

O certo é:	E não:	O certo é:	E não:
Absoluto	Abissoluto	Frustrado	Frustado
Advogado	Adevogado	Lagarto	Largarto
Adivinhar	Advinhar	Optar	Opitar
Afrouxa	Afróxa	Privilégio	Previlégio
Disenteria	Disinteria	Problema	Pobrema
Designar	Desiguinar	Próprio	Própio
Difícil	Difícel	Psicologia	Pisicologia
Doze	Douze	Registro	Rezistro
Estoura	Estóra	Tábua	Tauba
Fácil	Fácel	Tóxico	Tóchico
Freada	Freiada	Varia	Vareia

Tom: é a intensidade do som das palavras. Sua utilização pode transmitir vibração e entusiasmo a quem ouve. Quando o tom de voz é muito baixo, o cliente se dispersa e não presta a atenção ao que é dito. Porém, quando o tom é alto, tende a irritar o cliente. Um ponto fundamental na voz é a impressão que ela passa aos pacientes. Isso varia conforme o tom utilizado pela secretária, além de fatores ligados à saúde, como rouquidão. Veja a impressão transmitida pelos tipos e tons de voz, observando aqueles que são recomendáveis para quem trabalha diretamente atendendo ao público:

Tipo de voz	Impressão transmitida
Rouca	Cansaço e estresse em grau elevado.
Áspera	Agressividade, incômodo e aflição.
Soprosa	Fraqueza, falta de potência e sensualidade.
Monótona	Chatice, repetição e desinteresse.
Trêmula	Fragilidade, indecisão e sensibilidade excessiva.
Pastosa	Falta de maturidade.
Fanhosa	Afetividade, limitações intelectuais e físicas.
Infantil	Ingenuidade e imaturidade.

A velocidade e o ritmo: a velocidade com que se fala é essencial para articular bem as palavras. Falar rapidamente dificulta a dicção. Portanto, é preciso expressar-se de maneira calma e controlada, mas nunca de maneira vagarosa. Isso é conseguido através do ritmo do que é dito. Ter ritmo é intercalar no diálogo pontos e linhas, tom e velocidade. O ritmo varia conforme a entonação utilizada, a velocidade do que é dito e a impressão transmitida através do tom de voz. Manter uma sequência única, sem variar o ritmo da mensagem, soa como monotonia ao ouvido do outro.

Vocabulário e gramática: para se ter uma boa expressão verbal, é preciso obter um conjunto amplo de palavras (vocabulário), além de conhecer regras gramaticais essenciais. O repertório de palavras precisa se adaptar ao tipo de cliente que é atendido. Em geral, é necessário utilizar palavras agradáveis e simpáticas, evitando gírias e palavras de baixo calão.

Em relação à gramática, não é necessário conhecer todas as regras da Língua Portuguesa. Porém, o que mais pesa no atendimento é a falta de domínio entre o tempo dos verbos e a concordância entre as palavras. Alguns erros comuns na hora do atendimento podem ser evitados, tais como os descritos a seguir.

Errado	Certo	Como evitá-los
Quando *estiver* voltado... Quando *tiver* aqui...	Quando *tiver* voltado... Quando *estiver* aqui...	Não confunda *ter* e *estar*. Tiver e tivesse são do verbo *ter* (eu tenho, ele tem), enquanto estiver e estivesse são formas de *estar* (eu estou, ele está).
Seje feliz... Espero que *esteje* bem...	*Seja* feliz... Espero que *esteja* bem...	Os verbos ter e estar, no subjuntivo, terminam sempre em –a, nunca em –e: estejam, sejam, sejas, esteja.
Ele é *de menor*.	Ele é *menor*.	O *de* não existe: Ele é menor (ou maior) de idade.
A gente *fomos* embora. O pessoal *chegaram*.	A gente *foi* embora O pessoal *chegou*.	Apesar de expressarem várias pessoas, as palavras *gente* e *pessoal* estão no singular e, portanto, os verbos devem concordar também no singular.
De *modos* que...	De *modo* que...	Essas expressões não levam S: *de modo que, de maneira que, de forma que*.
Fiquei fora de *si*.	Fiquei fora de *mim*.	O pronome deve combinar com a pessoa do verbo: (Eu) Fiquei fora de mim; (Ele/Você) Ficou fora de si; (Nós) Ficamos fora de nós; (Tu) Ficaste fora de ti.
Ele veio, *mais* você, não.	Ele veio, *mas* você, não.	*Mais* significa adição, enquanto *mas* transmite a noção de ressalva ou contradição.
Você tem *menas* chances...	Você tem *menos* chances...	A palavra *menas* não existe em português. O advérbio *menos* não varia de gênero.
São meio-dia e *meio*...	São meio-dia e *meia*...	*Meia* se refere à hora (meia-hora). Por isso, não se pode utilizar *meio*, que, no início da expressão, se refere ao dia.

Todos estes cuidados são essenciais na hora de atender os pacientes: ter dicção, tom, velocidade, ritmo, vocabulário e gramática. Porém, se você deseja ter uma boa voz para atender os pacientes necessita ainda de outros cuidados especiais. Veja a seguir uma lista de dez dicas para ter uma boa voz:

Dez dicas para cuidar da voz

1. Beba de seis a oito copos de água diariamente.

2. Se usar intensamente a voz, beba água antes e durante o período em que estiver falando.

3. Articule as palavras, pois com a boca travada, o som sai abafado e provoca tensão na laringe.

4. Evite pigarros: respire fundo e engula em cima da respiração até se livrar da secreção.

5. Não use roupas apertadas no pescoço, tórax ou abdômen. Isso limita a respiração.

6. Evite falar em ambientes com muitos ruídos.

7. Evite cigarros.

8. Não imite outras vozes, sons ou ruídos. Isso pode prejudicar as cordas vocais.

9. Não sussurre. Isso provoca tensão na laringe. Se precisar falar baixo, reduza o volume da voz.

10. Evite bebidas ou alimentos muito gelados.

Humanizando o atendimento na recepção

Palavras-chave
- Humanização;
- Bom senso;
- Empatia.

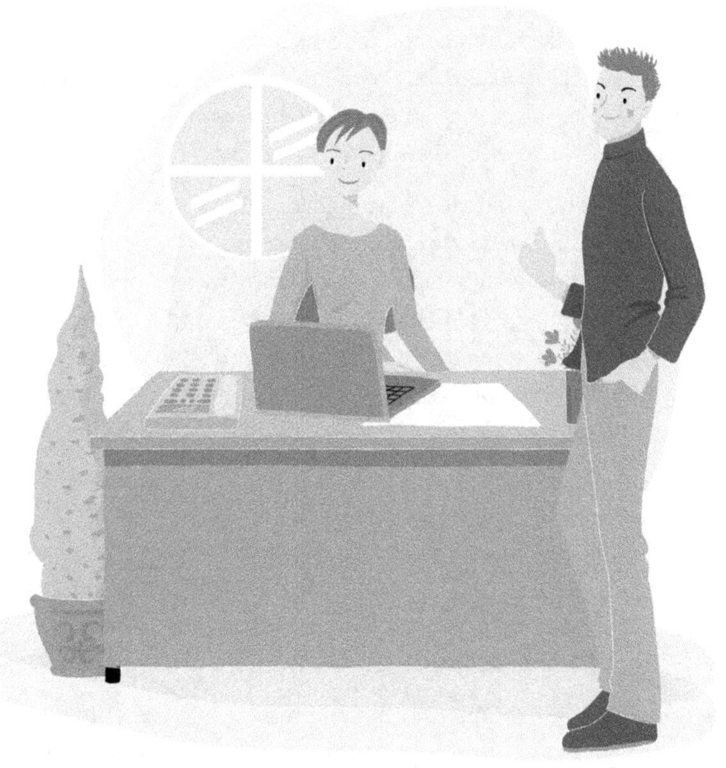

"Cego é o homem que enxerga somente sua imagem no espelho."
Ana Maria B. Gil

Quando falamos em qualidade de atendimento dentro de um consultório, o que está por trás deste conceito? Podemos utilizar diversos termos que se encaixariam na ideia que tentamos passar, mas um, com certeza, pode abarcar todos os demais de maneira satisfatória: **humanização**. Humanizar o atendimento reflete em diversas coisas: na acolhida, em saber receber, saber usar a empatia, ter sensibilidade para compreender que ele tem um problema e busca auxílio e conforto, entre outras coisas.

Nem sempre isso acontece no consultório. Algumas vezes, os profissionais estão tão preocupados com questões técnicas e com os procedimentos a serem realizados, que ficam engessados por estas normas e conceituações. É o que chamamos de atendimento robótico, que acontece quando uma secretária, por exemplo, não permite que um paciente utilize o telefone, mesmo em uma situação de emergência, por esta ser uma "regra" do consultório.

A questão não se refere a quebrar ou adaptar regras, mas a perceber que, na área de serviços, estamos o tempo todo lidando com seres humanos. Na tentativa de controlar a qualidade, procuramos padronizar o atendimento, mas, quando isso acontece, entramos em choque com as necessidades específicas e, muitas vezes, subjetivas de cada pessoa.

Também faltam humanidade e sensibilidade para compreender que não é fácil ter um problema de saúde e que o paciente não é obrigado a estar de bom humor quando vai a um consultório. É obrigação da pessoa que está "do outro lado" tentar agradar ao máximo esta pessoa e acolhê-la. Secretárias de sucesso precisam ter equilíbrio, pois todo o seu trabalho está diretamente ligado ao relacionamento com as pessoas. Por isso mesmo, a humanização é tão importante.

Os pacientes não vão ao médico porque querem e, sim, porque precisam. Mas isso não significa que, ao atendê-los, estejamos fazendo-lhes um favor. Um serviço de atendimento em saúde deve oferecer conforto e acolhimento.

NA RECEPÇÃO, CADA CASO É UM CASO

Antes de mais nada, humanizar o atendimento significa entender que as pessoas são diferentes. Cada uma exigirá uma demanda especial e terá necessidades próprias, o que cria um grande obstáculo a rotinas e procedimentos muito rígidos na recepção de um consultório. A equipe que trabalha na linha de frente do atendimento deve estar preparada para moldar o serviço às necessidades específicas dos clientes (óbvio que existe um limite para isso). Se você já trabalha ou pretende seguir carreira na recepção, deve estar preparada também para compreender e aceitar com naturalidade as dificuldades e o temperamento de quem vai em busca de auxílio para um problema de saúde. Sabemos que não é fácil. Afinal, se cada caso é um caso, como poderemos estabelecer uma maneira melhor de agir?

A resposta para isso é bom senso. Existem padrões básicos de conduta e qualidade dentro de um consultório ou em qualquer outro serviço de atendimento. Quem está na linha de frente deve preparar-se apenas para adaptar-se de acordo com o que for demandado em cada situação. Por exemplo: alguns pacientes são mais tímidos, outros mais extrovertidos, alguns precisam de atenção especial enquanto outros desejam o mínimo de diálogo possível. Humanizar o atendimento é isso: ter sensibilidade para perceber os limites que cada paciente estabelece e adaptar-se a isso, encontrando o melhor caminho para conquistar sua confiança. Guarde esta palavra: confiança.

Humanizar o atendimento em um consultório significa conquistar a confiança dos pacientes. Pergunte a si própria: o que faço hoje para conquistar a confiança das pessoas que buscam o atendimento? Muitas secretárias, seja por decisão própria ou até inconscientemente, adotam uma postura de distanciamento e frieza. Nada mais equivocado. Agindo dessa forma, será impossível conquistar a confiança das pessoas. Elas estarão cada vez mais distantes e isso dificultará o seu próprio trabalho. Entenda que aproximar-se do paciente não significa tornar-se íntimo dele. Na realidade, a secretária, quando conquista o paciente, tem acesso a informações que antes não teria. Isso facilita demais o seu trabalho. A partir do momento que você conquista a confiança das pessoas, será muito mais fácil relacionar-se com elas, entender o que precisam e ajudar a satisfazer suas necessidades.

A secretária deve estar "desarmada", mesmo diante de pacientes "armados até os dentes". Todo diálogo na recepção deve ser conduzido com calma e cautela, buscando compreender o problema do outro e acolhê-lo, pois aí reside o verdadeiro diferencial na qualidade do atendimento em um consultório ou uma clínica.

Não é simplesmente a "simpatia construída", já que o paciente tem capacidade para perceber quando um sorriso que se desmancha rapidamente é apenas força do hábito e quando há verdadeira intenção e interesse de alguém em compreender o seu problema e ajudá-lo. Por isso mesmo, a secretária ou qualquer outra pessoa que dentro do consultório realize ações ligadas ao atendimento deve ter uma visão humana do processo. Se este funcionário for insensível a esta questão e, ainda, atuar de maneira excessivamente burocrática, o resultado certamente será muito ruim. Em outras palavras: o paciente não terá confiança no atendimento. É preciso criar um elo de confiança com o paciente.

O atendimento ideal é aquele que responde a todas as dúvidas e anseios do paciente, ao mesmo tempo em que o deixa totalmente à vontade, transmitindo segurança, acolhimento e aconchego. Quando este ciclo virtuoso se inicia, o paciente e a equipe do consultório criam entre si um forte sentimento de cumplicidade, no qual ambas as partes se enxergam como parceiros. Neste tipo de situação, o diálogo tende a ser totalmente aberto, franco e amistoso, o que facilita de modo considerável o papel dos funcionários da recepção. Em outras palavras, o atendimento humano nos leva à confiança e credibilidade, pilares de um serviço médico de ponta.

COMUNICAÇÃO INTERPESSOAL

Grande parte dos problemas que ocorrem na recepção de um consultório e contribuem para torná-la menos humana está relacionada a um fator bastante específico: as pessoas não sabem escutar o que o outro diz. Este é um claro problema de comunicação interpessoal que pode ter duas origens distintas: um dos participantes do diálogo não está interessado e não presta atenção no que o outro diz ou os participantes do diálogo estão falando em patamares de raciocínio diferentes. Neste caso, embora se expressem na mesma língua e sobre o mesmo assunto, falam com foco e sentidos diferentes, o que leva à confusão e ao desencontro entre as mensagens. Como você já deve saber, sem escutar o outro, não há como construir uma relação de confiança.

Saber escutar e compreender o que o outro diz é uma arte, pouco utilizada, infelizmente. A incompreensão pode partir tanto da secretária quanto do paciente, mas não se engane: quem tem a obrigação de manter a calma, contornar o problema e prezar por um diálogo saudável é você, que atua na recepção. A responsabilidade está em suas mãos. Quem atua na recepção deve ter a sabedoria e o discernimento necessários para conduzir bem o diálogo e se expressar de maneira clara e cordial, mesmo quando o cliente parece não querer entender o que está sendo dito.

Falta de atenção e desinteresse são resolvidos da seguinte forma: com mais dedicação durante o atendimento e com interesse real em ajudar os pacientes. Não há qualquer fórmula mágica para resolver esta questão. Ou a secretária muda sua postura e passa a atuar seguindo esta linha ou jamais poderá realizar um atendimento de excelência. No que diz respeito a dialogar com o cliente falando a mesma "língua", a secretária deve adotar alguns cuidados básicos:

Identificação de perfil: uma comunicação em sintonia exige que os interlocutores se conheçam minimamente. Quando temos em nossa mente um perfil do nosso interlocutor, fica mais fácil definir o formato e a intensidade das mensagens que emitimos. Um funcionário em início de carreira pode ter dificuldade, mas, para uma secretária com alguns anos de experiência, identificar as demandas das pessoas que entram no consultório apenas pela observação torna-se algo bem mais simples.

Compreensão do ponto de vista: para que atendente e paciente entrem em um diálogo franco e sintonizado, é necessário também que valores sejam compartilhados. Isso não significa que a secretária seja obrigada a concordar com tudo o que o cliente diz e argumenta. O simples fato de mostrar-se compreensiva com as evidências expostas pelo paciente e empreender esforços no sentido de equacionar os problemas já é um excelente índice de que valores estão sendo compartilhados.

Não estou tratando aqui de dilemas filosóficos ou éticos, mas, sim, de uma cadeia de valores bem mais simples. Por exemplo: se a secretária vê o filho de uma paciente chorando e oferece um brinquedo ou alguma distração para a criança, mesmo não sendo um consultório pediátrico, demonstra que um valor foi compartilhado. Ambas (mãe e secretária) perceberam que era importante acalmar aquela criança.

Da mesma forma, em um diálogo face a face, se a secretária do consultório mostra interesse e empenho em resolver os dilemas trazidos pelo paciente, está compartilhando valores com ele. Além disso, ela demonstra que o problema do paciente é também um problema do consultório. Existem casos em que mulheres grávidas atendem mulheres grávidas e a interação entre uma e outra é perfeita.

Empatia essencial: se a secretária não se coloca no lugar do outro, não consegue compreender efetivamente a extensão que aquele problema tem para o paciente. Se ela não visualiza a gravidade da situação do cliente, mesmo que na prática o problema não seja grave, não terá condições de agir da maneira mais adequada.

Por mais que a secretária entenda que o problema do paciente não é grave, deve entender também o grau de estresse e nervosismo dele. Este é o primeiro passo para a compreensão mútua. Primeiro, nos colocamos no lugar do outro e, depois, entramos em sintonia. Em seguida, com calma e com os ânimos menos exaltados, mostramos nosso ponto de vista. Não é no momento de tensão que tentaremos convencer o paciente ou argumentar com ele, mas somente depois que o ambiente ficar mais calmo e quando já conquistamos a sua confiança.

Estar bem informado: estar "antenado" é fundamental em qualquer atividade em que lidamos com o público. Também é uma maneira bastante eficiente de compartilhar valores com o seu interlocutor. Muitas vezes, assuntos gerais, que não têm qualquer relação com o atendimento médico em si, são o caminho para "quebrar o gelo" com pacientes mais nervosos ou fechados e ainda conquistar a sua simpatia. Estar bem informado e conhecer diversos assuntos é a melhor maneira de garantir entrosamento e um diálogo positivo com qualquer paciente que entre no consultório, independente do perfil da pessoa. Lembre-se de que os assuntos devem ser de interesse geral. Nunca devemos falar sobre escolhas pessoais, como religião, crenças ou filosofia de vida.

Respeito e confiança

Como já vimos, os serviços médicos se baseiam quase que totalmente em elementos como confiança e credibilidade. O que faz um paciente retornar ao consultório e tornar-se fiel a um determinado profissional é o laço de confiança que se cria entre as partes.

Já vimos também que, de maneira nenhuma, o papel da secretária é de menor importância neste processo. Pelo contrário, conquistar confiança não depende apenas do médico, mas também de todos os funcionários que atuam no consultório. Uma secretária descuidada, com uma postura inadequada ou que trate o paciente com pouca atenção, desqualifica todo e qualquer trabalho para conquistar credibilidade.

A decisão de um paciente em manter o tratamento com determinado profissional ou de retornar ao seu consultório em oportunidades futuras estará totalmente vinculada ao grau de confiança que o indivíduo deposita no serviço.

CRESCER SEMPRE

Crescer: este deve ser o principal objetivo de qualquer profissional. Para quem trabalha na recepção de um consultório ou de uma clínica, a lógica não deve ser diferente. Em muitos casos, as pessoas não enxergam oportunidades de crescimento porque acreditam que o serviço desempenhado não tem importância ou não lhe é dado o devido valor. Também é fato que não se enxerga crescimento para os funcionários da recepção quando subentende-se que este trabalho não precisa ou não depende de constante aperfeiçoamento e adaptações. Este é um erro que costuma partir das próprias secretárias: não enxergam a importância estratégica de sua função para o negócio.

A partir do momento que se percebe que atender não tem nada de simples e quando as pessoas acordam para o fato de que pequenos deslizes cometidos diariamente em uma sala de espera podem fazer com que um consultório reduza expressivamente suas chances de sucesso, o serviço da recepção e sua constante busca por aperfeiçoamento e qualidade passam a ser encarados como uma necessidade real e imediata.

No que tange ao funcionário, o crescimento deve ser encarado tanto em nível pessoal quanto profissional. Melhorar a forma de atender os pacientes, a relação com o médico e a prestação do serviço não traz benefícios apenas ao médico. A secretária é, ao contrário do que muitos imaginam, uma das maiores contempladas com estas ações. Afinal, ela cresce profissionalmente e isso reverte-se em melhorias pessoais também.

Imagine que o seu chefe seja convidado para dirigir uma grande rede hospitalar e precise de alguém capacitado para a área de atendimento. Apesar de você ser muito importante em seu consultório, neste momento ele precisa de alguém em quem ele confia. Será que ele lembraria de você? Isso pode acontecer, desde que você tenha mostrado para ele o seu diferencial no que tange ao atendimento. Lembre-se que as oportunidades aparecem para todos, mas só aqueles que se preparam são capazes de usufruir delas.

Capítulo 5

A hora da verdade para a secretária

Palavras-chave
{
- Credibilidade;
- Confiança;
- Comunicação.
}

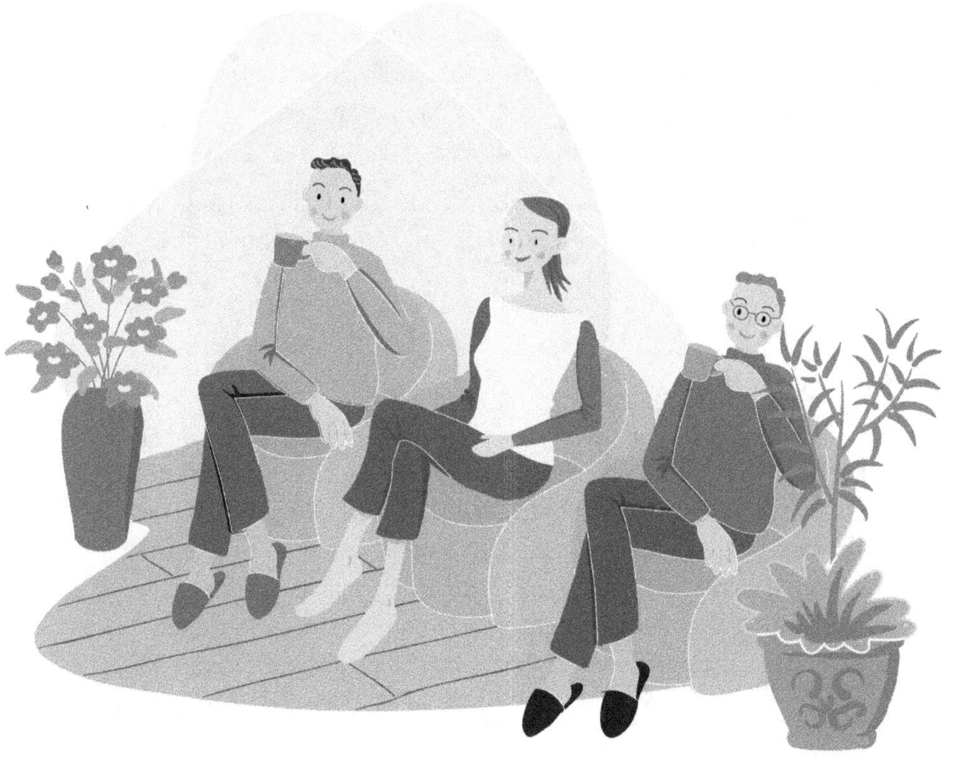

"A qualidade não reside nas coisas nem nas pessoas, mas nas relações entre elas."
Rachel Regis

Toda empresa que presta um serviço tem os seus momentos da verdade. Na linguagem dos negócios, momento da verdade é todo instante em que o cliente tem contato direto com o serviço: no caso de um consultório, pode ser quando o paciente entra na sala de espera, quando fala com a secretária, ou ainda, quando é atendido pelo médico. Para quem trabalha na recepção, existem inúmeras horas da verdade, quando se fica frente a frente com o paciente. Em cada um destes momentos, o cliente faz uma avaliação do serviço. Ao final, a média de todas as "horas da verdade" constitui-se em avaliação positiva ou negativa do serviço.

Talvez agora fique um pouco mais claro para você que trabalha ou pretende seguir carreira como secretária: a cada interação com o cliente, você tem a preciosa oportunidade de construir ou reforçar elementos como credibilidade e confiança. Se, ao final de todo o atendimento, a percepção do paciente for mais positiva do que negativa, a imagem do serviço como um todo terá sido fortalecida. Você já deve ter percebido também que o paciente tem muito mais horas da verdade na recepção que na sala do médico. O que isso significa? Que o seu trabalho é muito mais importante para o sucesso do consultório do que você imagina!

A partir de agora, veremos como uma secretária de sucesso pode transformar cada um de seus momentos da verdade em oportunidades para conquistar os pacientes.

SIMPATIA E CORTESIA

Ser simpático não significa apenas atender o cliente com um sorriso no rosto. Afinal, uma feição alegre pode ser interpretada de várias formas, até como deboche ou ironia. Simpatia, em verdade, tem a ver com a disposição em servir de maneira adequada. De nada adianta uma pessoa parecer atenciosa, sem estar verdadeiramente disposta a satisfazer as necessidades dos pacientes. A simpatia no atendimento está intimamente ligada a cinco fatores essenciais: empatia, disposição, gentileza, sinceridade e tranquilidade.

Empatia vem do grego *empathea*, que significa *estar no outro*. Ter **empatia** é "colocar-se no lugar do outro". Ou seja, ao atender o paciente, a secretária demonstra-se interessada nos problemas do cliente, como se estivesse colocando-se no seu lugar. É a compreensão do que o cliente sente e do que ele transmite com expressões faciais ou verbais. Para o especialista Laurent Svadon, a empatia consiste em analisar a pessoa que se põe na frente da atendente. "A chave do negócio é analisar cada cliente antes de servi-lo. Você tem que perceber, rapidamente, de que tipo ele é. Deve-se fazer uma análise veloz da pessoa que está a sua frente. Desde o momento em que ela chega e faz contato visual, você deve começar a descobrir como ela é", orienta Svadon.

Por exemplo: um cliente vai a uma loja de automóveis e escolhe um carro vermelho, esporte, veloz e muito caro. Sem muito esforço, o vendedor realiza a venda e o pagamento seria à vista. Ao final, o vendedor resolve parabenizar o cliente, além de passar alguns detalhes técnicos sobre o carro, inclusive o seu comprimento: três metros. Nesse instante, o comprador coloca as mãos na cabeça e diz: então teremos que cancelar, pois minha garagem só tem 2m60!

O que podemos entender a partir desse exemplo? O vendedor não estava preparado para a venda, pois não sabia qual era a verdadeira necessidade do cliente. Indicou o produto errado e depois ainda fez com que todo o processo de compra fosse desfeito. Isso está ligado também à empatia. Empatia é viver a dor, o sonho e a necessidade do outro. Somente quando entendemos o que o outro realmente quer é que podemos oferecer o melhor produto.

Apenas quando se "entende" o paciente, pode-se começar a oferecer um atendimento eficiente e que se adapte perfeitamente ao que ele deseja. Para isso, a secretária precisa desenvolver outro fator importante da simpatia: a **disposição**. Mostrar interesse em atender é uma ação necessária, para não dizer vital, à prestação de qualquer serviço. O cliente nota quando uma secretária não está disposta em atendê-lo. Má vontade gera insatisfação e reclamações. Consequentemente, gera também pontos negativos para o consultório.

Você sabia que o contrário de disposto é indolente? Ser indolente é ser "uma pessoa insensível, apática, inerte, preguiçosa e negligente". Esta é a visão que os clientes têm quando a equipe de atendimento não demonstra atenção e acolhimento no espaço da recepção. Por isso, é importante mostrar-se sempre pronto a atender, seja qual for o caso, o problema ou a dúvida do cliente.

O terceiro fator incluído na simpatia é a **gentileza**, que significa ser cortês, agradável, educado, amável, generoso e atencioso. Nada é tão poderoso quanto a gentileza. Apenas sendo gentil consegue-se satisfazer o outro com seu atendimento a ponto deles desejarem retornar ao seus serviços em outras oportunidades. A gentileza é o primeiro passo para uma relação perfeita entre o paciente e o consultório, aqui representado pelos funcionários da recepção.

Sinceridade também é fundamental na construção desta relação. O paciente precisa ouvir da secretária a verdade sobre o atendimento. De que adianta dizer "o senhor aguardará apenas dez minutos" se, em 30 minutos, ele descobrirá que se trata de um aviso falso? Ser sincero é a melhor opção. O paciente que deseja mesmo ser atendido, por confiar que receberá um tratamento médico adequado, ficará satisfeito se lhe for avisado que a espera será de 20 ou 30 minutos. A decisão por esperar deve ser do paciente e a verdade deve sempre ser apresentada. O que ele não tolera é uma espera maior do que a estimada. Quando as pessoas que trabalham na recepção agem desta forma, passam uma péssima impressão e perdem toda a credibilidade.

O paciente imagina que a secretária, por exemplo, tentou enganá-lo. Este tipo de atitude mostra extremo desrespeito pelo indivíduo. Além disso, quase sempre o comportamento dos funcionários da recepção pode

Fator	O que é?
Empatia	Colocar-se no lugar do cliente.
Disposição	Atender o paciente de maneira interessada.
Gentileza	Ser cortês e educado com o cliente.
Sinceridade	Falar a verdade aos pacientes.
Tranquilidade	Atender de forma calma e serena.

ser interpretado como reflexos diretos da filosofia de trabalho do médico. Em outras palavras: tratar os pacientes sem sinceridade é o caminho mais rápido para afastá-los do seu consultório.

A verdade deve ser posta em prática o tempo todo, não apenas no seu ambiente de trabalho. Afinal, como disse o presidente americano Abraham Lincoln: "Você pode enganar algumas pessoas durante todo o tempo e todas as pessoas durante algum tempo, mas não pode enganar todas as pessoas durante todo o tempo". Reflita sobre isso e valorize a sinceridade no atendimento dos pacientes.

Outro ponto fundamental para atender com simpatia os pacientes na recepção é a **tranquilidade** (ou calma). O cliente pode estar nervoso, angustiado, ansioso ou estressado, mas a secretária precisa se mostrar serena sempre que for atendê-lo. A calma de quem atende é fundamental para tranquilizar quem é atendido. Há várias dicas para se manter uma pessoa tranquila. Na tabela que está abaixo, apresentamos algumas sugestões para isso, além de dicas para colocar em prática os demais fatores da simpatia:

Como pôr em prática

- Compreenda os problemas de cada paciente, como sendo um indivíduo único.
- Não julgue, critique, deboche ou ironize as dúvidas ou as dificuldades dos clientes.
- Imagine-se no lugar do paciente e analise se gostaria de receber o atendimento oferecido.

- Receba o paciente com um sorriso sincero, se a situação permitir.
- Ouça com atenção o que o cliente tem a dizer ou perguntar, evitando interrompê-lo.

- Utilize palavras educadas, como "por favor", "licença", "obrigado", "sinto muito" e "desculpe-me".
- Cumprimente o cliente com um "bom dia (tarde/noite)" quando ele entrar no consultório.

- Não prometa o que não for capaz de cumprir.
- Seja honesto com os pacientes e mostre-se verdadeiro na intenção de servir.
- Dê informações precisas. Por exemplo: em vez de dizer "o médico lhe atenderá daqui a pouco", é melhor utilizar: "o médico lhe atenderá em 15 minutos".

- Busque a tranquilidade pessoal para que isso se reflita em seu trabalho.
- Faça exercícios e mantenha-se bem fisicamente.
- Medite ou faça ioga. E não esqueça do lazer.
- Cuide de sua "saúde" financeira, pois problemas econômicos causam intranquilidade.

A COMUNICAÇÃO COM OS PACIENTES

Comunicar é transmitir uma mensagem de uma pessoa a outra. Parece simples, mas não é. Na prestação de um serviço, as pessoas responsáveis pelo atendimento precisam ter muito cuidado com o que se diz aos pacientes. Algumas vezes, a forma utilizada para passar uma informação conta mais do que a própria mensagem. E é preciso também saber ouvir com atenção.

A comunicação é uma via de mão dupla. Ao mesmo tempo em que transmite uma informação, recebemos outra em troca, seja através de palavras, gestos ou expressões faciais. Para ser eficiente, a comunicação com os pacientes precisa ser simples, direta e transmitir atenção. Um exemplo: o cliente deseja saber quando deve retornar para a próxima consulta. A secretária, então, responde: "daqui a alguns meses". Logo depois, ela se levanta e vai beber água, deixando o cliente sozinho.

O que há de errado nessa situação? Em primeiro lugar, o cliente não foi atendido com simpatia e dedicação. E a mensagem não foi transmitida de maneira adequada. O paciente questionou quando deveria retornar e a secretária não definiu o que ele desejava saber. Com isso, o cliente não compreendeu exatamente quanto tempo deveria aguardar pela próxima consulta: "alguns meses? Dois? Três? Seis?".

Neste caso, a comunicação foi falha devido à falta de clareza das informações passadas pela secretária. Há ainda outras barreiras que impedem uma comunicação eficiente entre o paciente e a equipe da recepção, como estas:

- O paciente tende a ouvir apenas aquilo que espera ouvir;

- A secretária e o paciente entendem de forma diferente um mesmo ponto;

- Há falta de atenção por parte da secretária ou do paciente;

- Barulhos e ruídos no ambiente;

- Informações transmitidas não correspondem à realidade;

- Palavras de difícil compreensão ou com vários significados;

- Há uma ausência de gestos e expressões corporais na comunicação;

- O paciente está emocionalmente abalado e não entende o que é dito.

Estes pontos representam sérios impedimentos para que a comunicação aconteça de forma adequada. Portanto, quem lida com o público no consultório deve estar atento a alguns cuidados básicos. Para que um diálogo aconteça de maneira harmoniosa, paciente e secretária devem falar "a mesma língua". Em muitas situações, embora todos estejam falando o mesmo idioma, as pessoas dão enfoques diferentes em seus discursos, impedindo que haja um entendimento mútuo do assunto.

Para garantir que todas as partes envolvidas no diálogo estejam em sintonia, não existe melhor fórmula do que estar atento ao que o outro diz e entender quais são suas necessidades e demandas. Quando ouvimos atentamente e falamos com sinceridade (e não no "piloto automático", como robôs), com certeza a comunicação acontece de maneira positiva para todos. Um bom caminho para saber se o outro entendeu é pedir para que ele repita o que você falou: "Então, o que o senhor entendeu da receita que o doutor lhe prescreveu?". Ou ainda: "o senhor tem alguma dúvida em relação a isso?".

A comunicação é um ponto fundamental para oferecer um bom atendimento aos pacientes, deixando-os satisfeitos com a recepção oferecida. Para conseguir uma boa comunicação, os funcionários do consultório necessitam, basicamente, seguir quatro passos: ouvir com atenção, ter simpatia, falar de maneira clara e parecer o mais natural possível. Estas, porém, não são as únicas dicas para quem deseja aprimorar a comunicação com os clientes. Há outros aspectos que precisam ser observados. A seguir apresento 16 dicas para uma boa comunicação:

1) Entenda a diferença entre ouvir e escutar. Ouvir é entender os sons. Escutar é ouvir atentamente. Ou seja, escute o que paciente tem a dizer e não apenas ouça-o.

2) Concentre-se no que o paciente diz, seja para pedir uma informação ou para fazer uma reclamação.

3) Não interrompa o paciente quando ele estiver explicando algo. Anote os pontos que quiser comentar para lembrar-se mais tarde.

4) Observe os detalhes. Por exemplo: se o paciente mexe muito com as mãos ou está suado, ele pode estar nervoso e necessita de um atendimento tranquilo e imediato.

5) Tenha atenção e demonstre isso. Se o paciente estiver falando por muito tempo, insira algumas frases de incentivo na conversa, como "entendi, senhor".

6) Não tente deduzir, supor ou imaginar o que o cliente dirá. Deixe-o à vontade para falar.

7) Mesmo que o cliente altere o tom ou o volume da voz, não faça o mesmo.

8) Identifique as características do cliente (triste, preocupado, ansioso, nervoso, irritado). Procure atendê-lo de acordo com o aspecto encontrado.

9) Certifique-se de que o paciente entendeu a mensagem. Pergunte: "o senhor tem alguma dúvida?". Isso demonstra interesse em passar a informação requisitada.

10) Verifique se o paciente concorda com o que é dito. Exemplo: vou agendar a consulta para a próxima segunda, o senhor confirma?" e "Então fica agendado para o dia 3 às 15 horas?".

11) Se houver discordância, pergunte o porquê e atenda ao que o paciente deseja.

12) Seja natural. Atender um cliente não é fazer teatro. Ele percebe quando a sinceridade é fabricada.

13) Pratique a empatia na comunicação: ponha-se no lugar do paciente.

14) Seja objetivo e específico, evitando fazer rodeios e embromações para explicar algo.

15) Comunique-se olhando nos olhos. Isso demonstra interesse e atenção.

16) Não ignore a "carga emocional" do paciente durante a comunicação. Lembre-se que muitos estão fragilizados por estarem no consultório. Saiba acalmá-los de maneira adequada.

Basicamente, o segredo da comunicação entre as pessoas (também chamada de comunicação interpessoal) está na disposição de ambas as partes em serem compreensivas e interpretarem corretamente o que o outro está tentando dizer. No ambiente do consultório, este é um fator essencial, embora nem sempre receba a devida atenção. Além disso, tanto o médico quanto seus colaboradores devem ter em mente que nem sempre a outra parte (o paciente) estará com bom humor e disposta a se esforçar para entender o que está sendo dito. Neste tipo de relação, cabe ao prestador de serviço, ou seja, a secretária, ter a maior parcela de responsabilidade e dedicar-se ao máximo para comunicar-se com seus pacientes de maneira satisfatória.

A comunicação com os pacientes exige também atenção em outro momento muito importante: quando o cliente está nervoso. Ele pode estar irritado e deseja reclamar ou pode estar preocupado em receber um atendimento médico. Por esta razão, a secretária precisa observar alguns pontos fundamentais na hora de oferecer este tipo de atendimento. Veremos agora como você deve proceder com pacientes agitados. Uma secretária de sucesso, com certeza, sabe que sempre existe a possibilidade de transformar o diálogo com um paciente exaltado em um momento totalmente positivo.

ATENDENDO A CLIENTES NERVOSOS

Quando uma pessoa busca um médico, possivelmente ela não está no seu dia mais tranquilo e confortável. É muito provável que ela tenha procurado um médico porque tem ou acredita ter um problema de saúde. Esta é uma situação que torna o paciente frágil e inseguro. Como primeira pessoa a recebê-lo no consultório, a secretária precisa ter a consciência de que ela será a responsável por acalmar o paciente, deixando-o mais seguro e tranquilo em relação ao serviço a ser oferecido pelo médico. E mais importante: ela precisa perceber também que, se o paciente está nervoso ou fora de si, quem atua na recepção tende a ser o primeiro alvo. Mas não há motivo para alarde: é possível reverter este quadro e transformar um momento exasperado em momento de conquistar um paciente leal.

Quando um cliente entra nervoso no consultório, antes de mais nada, é importante saber o motivo. Há pacientes que desejam apenas uma orientação ou querem tirar uma dúvida. Como não entendem o que está acontecendo com sua saúde, tendem a ficar nervosos e ansiosos por respostas. A principal orientação, nestes casos, é manter a calma para que o cliente fique tranquilo também. A partir do momento em que o paciente percebe que está sendo dada atenção ao seu problema e que há segurança no ambiente do consultório, ele tende a reduzir sua ansiedade e o seu nervosismo.

A secretária não pode, porém, lembrar ao paciente que ele está nervoso. Algumas atendentes tendem a dizer: "o senhor está nervoso, é melhor acalmar-se". Em uma situação como esta, o paciente não deseja ser lembrado a todo instante de que está nervoso, nem quer receber a sugestão de acalmar-se. Falar que alguém está nervoso é garantir que esta pessoa ficará ainda mais nervosa. A secretária pode tranquilizar o cliente com o uso de frases que demonstrem interesse, deixando claro que quer ajudá-lo. Alguns exemplos: "Imagino como o senhor está se sentindo"; "Farei tudo que estiver ao meu alcance"; "Vamos resolver isso o mais breve possível"; "O senhor está certo"; "O senhor tem razão"; "Conte comigo".

Para lidar com clientes nervosos, é importante também que a secretária saiba que tipo de pessoa está atendendo. Os escritores Christopher Lovelock e Lauren Wright identificaram seis tipos de clientes, considerados "inoportunos". São clientes que trazem alguma espécie de prejuízo a empresas, sejam elas de venda de bens, como uma loja de roupas, ou de oferta de serviços, como um consultório. Entenda essa classificação na tabela a seguir:

Clientes inoportunos	Características
Infrator	Cliente que desrespeita as regras estabelecidas pela empresa que presta o serviço. Em um hospital, por exemplo, é o cliente que fala alto onde o silêncio é solicitado.
Beligerante	Cliente com ira, descontrolado, que grita raivoso ou, de maneira fria e calma, profere insultos e ameaças. Em geral, esta situação acontece geralmente por alguma falha no atendimento ou pelo não cumprimento de alguma promessa.
Encrenqueiro	Tipo de cliente beligerante que se envolve em discussões com outros clientes. Às vezes, a discussão acontece com pessoas da própria família. É o caso de mãe e filha que discutem na sala de espera em torno de um assunto particular.
Vândalo	Cliente que não respeita as instalações e os equipamentos do consultório. O abuso físico destes clientes pode ser percebido nos danos a móveis, nas revistas rasgadas na sala de espera e no lixo jogado displicentemente no chão.
Caloteiro	Cliente que utiliza o serviço e depois não tem como arcar com o pagamento do mesmo. Algumas empresas, para evitar este tipo de cliente, costumam solicitar pagamento adiantado. O uso de planos de saúde, em um consultório, inibe este tipo de cliente.

O cliente inoportuno mais comum em um consultório é o beligerante. Os motivos para ele surgir são vários: um tratamento inadequado (por parte da secretária ou do médico), uma espera excessiva ou até um ambiente físico que o desagrada.

Mas o que fazer quando o cliente está descontrolado e quer discutir? Primeiro: não continue nem prolongue um bate-boca. A secretária não pode, em momento algum, levantar a voz, mesmo que o paciente faça isso. É importante, neste caso, reagir de maneira oposta à do cliente.

Se o cliente está...	A secretária deve...
Gritando e falando alto	Escutar, falar baixo e pausadamente.
Irritado	Manter-se calma e dizer que compreende o cliente.
Desafiando	Ignorar o desafio e não aceitá-lo. Calar-se.
Ameaçando	Mostrá-lo que é possível resolver o problema sem a necessidade de ameaças.
Ofendendo	Mostrar-se compreensiva, afirmando que gostaria de ajudá-lo, se ele desse a oportunidade e mudasse sua conduta.

O importante, ao atender um paciente nervoso ou irritado, é buscar a solução para o problema dele. Se o paciente deseja ser atendido rapidamente, a secretária deve acalmá-lo, determinando um tempo para que o atendimento aconteça. Se o cliente está insatisfeito com algum procedimento recebido, é preciso saber o que houve e avaliar as possibilidades para solucionar o problema. A satisfação do paciente deve ser colocada sempre em primeiro lugar. Também não adianta simplesmente ficar admitindo a culpa por tudo ou se desculpando. Primeiro, porque nem sempre a culpa é da secretária ou do atendimento em si. Mas também não é o caminho isentar-se da responsabilidade. A boa secretária ouve a crítica, lamenta pelo mau momento que o cliente está enfrentando, se desculpa (quando for o caso) e, o mais importante, trabalha para propor soluções ao paciente (tendo culpa pelo problema ou não).

É importante prezar sempre pela satisfação do paciente, mas também não podemos ser extremamente flexíveis. É fundamental estabelecer limites. Lembre-se: o cliente exaltado muitas vezes é aquele que se torna mais leal quando a situação se inverte e ele percebe que foi bem atendido. Se você quer ser uma secretária de sucesso, não há melhor momento para mostrar seu valor.

O TEMPO DE ESPERA

"Quem espera sempre alcança" é um ditado popular que muitos pacientes não carregam na mente ao se sentarem na sala de espera para aguardar pelo atendimento do médico. O ditado deles é "quem espera sempre se cansa". E isso não significa que eles estejam satisfeitos por serem "obrigados" a esperar. A obrigação, obviamente, não é explícita, pois a qualquer instante o paciente pode desistir do atendimento, o que acaba sendo prejudicial à imagem do consultório e do médico.

Como a secretária atua nesta situação? Será que você, funcionária da recepção, também é responsável pelos atrasos do médico? De fato, você pode não ser a responsável direta por estes atrasos, mas é sua função ajudar a reduzir este problema e a gerenciar melhor o tempo de quem aguarda a sua vez de ser atendido.

Primeiramente, uma secretária de sucesso precisa compreender que o paciente aguarda, quando a consulta tem hora marcada, porque há um atraso no atendimento. As consultas precisam ser marcadas com um intervalo adequado entre elas. Se as consultas costumam ser maiores do que o intervalo entre elas, a espera é inevitável. Por isso, a secretária precisa estar atenta na hora da marcação das consultas e o médico também precisa ter o cuidado de não atrasar o início do atendimento.

Neste ponto, uma secretária esperta já sabe: tem que adequar a marcação das consultas ao tempo médio gasto com o atendimento de cada paciente. Se o médico leva 40 minutos, em média, com cada pessoa que entra em sua sala, não adiantaria marcar dez consultas para um período de trabalho de cinco horas (vamos supor que este médico atende apenas no período da tarde, das 12 às 17 horas). Será impossível atender a todos dentro do prazo. Pelos cálculos, seria possível atender a sete pessoas neste prazo, o que também não funciona na prática, pois o médico tem que fazer pequenas pausas entre um atendimento e outro, seja para fazer suas anotações ou simplesmente para ir ao banheiro.

Se a secretária não quer gerar insatisfação entre os pacientes e ouvir reclamações, o ideal é estipular com o médico um número máximo de atendimentos dentro de um determinado período. Tanto médicos quanto secretárias também costumam minimizar o tempo gasto com a locomoção entre pontos de atendimento diferentes. Por exemplo: se o médico atende em um hospital em outra cidade, terminando seu expediente às 14 horas, será impossível que ele esteja em sua clínica particular, que fica a 50 quilômetros dali, às 14h30. Marcar uma consulta neste horário é dor de cabeça na certa. Essa sugestão nem sempre será aceita pelo médico, mas cabe a você fazer um estudo dos últimos meses de atendimento. Assim, será possível apresentar ao médico o tempo médio de espera e propor uma adequação da agenda.

Às vezes, são outros fatores que provocam a demora no atendimento. Um caso de emergência pode obrigar o médico a se dedicar por mais tempo a um paciente. Problemas pessoais podem fazer o médico chegar com atraso ao consultório. As consultas podem não ter hora marcada, sendo o atendimento prestado por ordem de chegada. Em determinado momento, a entrada de pacientes no consultório pode ser maior do que o normal, impossibilitando o atendimento de todos em tempo hábil e impondo o tempo de espera. Mas, mesmo nestes casos, onde um atraso é inevitável, a secretária pode atuar para reduzir o problema.

A atuação da secretária no que se refere ao tempo de espera precisa ser forte, em especial no combate ao desgaste físico e psicológico. Afinal, ficar minutos (ou horas) aguardando irrita e, se o local for desconfortável, provoca dores musculares. A secretária pode minimizar estes desconfortos.

O primeiro passo é estimar um tempo para que o atendimento aconteça. Assim, a espera parece ganhar um status de valor. "Vou esperar por 45 minutos porque vale à pena", pensa o paciente. O problema, nesta questão, é se a secretária estimar um valor irreal. O cliente se sente lesado e ofendido. Por isso, voltamos a fazer a recomendação principal: seja sincera e honesta com os pacientes. A seguir, veja como a secretária deve atuar na questão do tempo de espera.

O que a secretária pode fazer antes de a espera acontecer?

- Verificar quantas pessoas costumam ficar esperando na recepção do consultório.

- Conversar com o médico sobre o tempo de espera e discutir alternativas para diminuí-lo.

- Marcar as consultas com um intervalo adequado entre elas. Se uma consulta dura 15 minutos, não se deve marcar a próxima em dez minutos. Isso provoca a espera.

E durante a espera: o que fazer?

Para minimizar o desconforto físico:	- Avaliar o estado de conservação dos assentos. - Se houver a necessidade de reparos ou substituições de móveis, avisar ao médico. - Verificar se a iluminação e a ventilação na sala de espera estão adequadas. Muita luz tende a irritar os pacientes. Lugares abafados também.
Para diminuir o desconforto psicológico:	- Explicar ao paciente o porquê da demora. - Fazer uma estimativa de quanto tempo a espera deve durar. - Procurar conversar com alguns pacientes mais preocupados para acalmá-los. - Ser simpática e mostrar-se compreensiva com a irritação em ter que esperar. - Oferecer água, biscoitos, sucos, café ou chá para os pacientes. - Providenciar revistas novas. Sugerir ao médico que ele disponibilize a compra de, pelo menos, uma revista semanal. - Controlar o uso da televisão, sintonizando canais que agradem a maioria, como os de música ou notícias. Ter atenção também ao volume do som. - Se houver música no ambiente, controlar o volume do som e optar por estilos mais tranquilos, como MPB, bossa nova e clássico. - No caso de crianças, oferecer brinquedos se possível. - Evitar deixar a janela aberta, principalmente se o local for de trânsito intenso. Para abafar os ruídos da rua, quando possível, ligar o ar-condicionado, a TV ou o som.

O que a secretária deve fazer quando a espera e a consulta terminam?

- Após a consulta, perguntar se o paciente deseja algo mais. Se possível, desculpar-se pela espera que ele enfrentou.

- Se o cliente reclamar da espera, dizer que, na próxima consulta, tentará que ele não enfrente este problema de novo. E trabalhar para que isso, realmente, não aconteça.

A atuação da secretária, portanto, não se resume apenas a receber os pacientes, informar sobre a espera e deixá-los aguardando. A secretária precisa exercer ativamente o atendimento aos pacientes. Lembre-se: o objetivo é conquistar a confiança do paciente e oferecer credibilidade em cada momento. Isso permitirá que eles fiquem satisfeitos com a recepção. E, assim, a secretária acaba exerce uma ação essencial para fidelizar os clientes ao consultório, e, consequentemente, ao médico.

Capítulo 6

O constante aprimoramento profissional

Palavras-chave
- Educação continuada;
- Carreira;
- Crescimento.

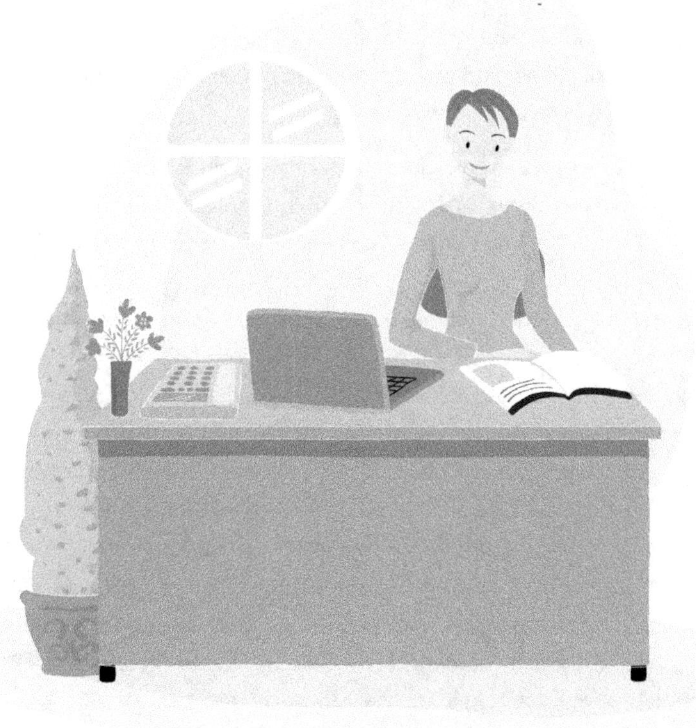

"Quem teme perguntar se envergonha de aprender."
Joseph Staker

Muitas pessoas pensam que aprimoramento profissional é assunto somente para quem ocupa altos cargos em empresas ou instituições públicas. Mas este pensamento está errado: aprimoramento profissional é importante para todas as pessoas que trabalham, não importa o cargo que elas ocupem. Vale para o médico, mas vale também para você que atua na recepção. Como veremos neste capítulo, buscar evoluir na carreira é fundamental. Em um mundo globalizado como o nosso, onde tudo evolui na velocidade de um pensamento, uma profissional de sucesso não se sustenta na carreira com o mesmo conhecimento de quando começou sua profissão.

Cada vez mais o mercado de trabalho exige pessoas que pensem e criem soluções para problemas. Ou seja, a antiga secretária que apenas recebia instruções e agia de forma mecânica está com os dias contados. E isso não vale só para o consultório médico. É uma realidade em todas as profissões. As empresas querem pessoas que ajudem a resolver os problemas do dia a dia, tragam soluções para questões inusitadas e inovem na maneira de atender aos clientes. Mas para que um profissional consiga trabalhar assim, uma palavra é fundamental: atualização.

Os profissionais precisam reciclar seus conhecimentos, porque algo que é válido hoje já caiu em desuso amanhã. Pessoas que antes só trabalhavam com máquinas de escrever tiveram de aprender a usar um computador. Quem estava só no computador teve que aprender a navegar na internet, ver e-mails, conferir extratos em bancos *on-line* etc. E quem navegava na internet hoje precisa entender um pouco de mídias sociais para saber gerenciar o que é dito da sua empresa por aí. Claro que estou usando estes exemplos apenas para mostrar como um conhecimento que antes bastava para arrumar um emprego hoje não significa mais nada. Mas será que este não é um exemplo válido para quem está construindo uma carreira como secretária? Antes, trabalhar na recepção não exigia conhecimentos de informática. Hoje, isso é o mínimo que uma pessoa deve apresentar. Internet não era coisa de secretária. Hoje, é bem provável que você tenha de consultar um site de buscas diversas vezes ao dia para buscar informações solicitadas pelo médico. Ou seja, quem não sabe lidar com a internet também está fora do mercado.

Por fim, pode ainda não ser tão comum, mas, em alguns consultórios e clínicas, a equipe de atendimento fica responsável também por responder aos pacientes via internet, em sites de relacionamento e mídias sociais.

Não é que o volume de trabalho tenha aumentado. Na verdade, os conhecimentos necessários para o desempenho do seu papel na recepção é que mudam, dia após dia.

Mas, então, qual é o ponto final desta corrida? Até quando uma profissional precisará se atualizar? A resposta é simples e direta: para sempre. Hoje, tudo muda muito rapidamente. Logo, é bem possível que a maneira com que fazemos nosso trabalho nos dias atuais seja diferente daqui a alguns anos. E não encare isso como algo ruim. Pelo contrário: já imaginou passar 30 anos fazendo sempre as mesmas coisas? Pensou bem? Com certeza, hoje construir uma carreira é algo bem mais interessante. E a mudança faz parte da vida, não tem jeito. As coisas também mudavam no passado. A única diferença é que isso levava mais tempo; diferente da nossa época, onde tudo pode mudar literalmente de um dia para o outro.

Aprimoramento constante não significa que você deve fazer um novo curso todos os anos. É possível se atualizar através de livros, jornais, revistas, leituras pela internet, vídeos de treinamento etc. A verdade é que quem realmente pretende se tornar um profissional melhor consegue, pois há informação disponível.

Atualizar-se sempre é uma diretriz importante para uma secretária de sucesso. Além de aprimoramento profissional, a atualização permite que uma secretária evolua também no seu lado pessoal. Para nos aprofundarmos mais no tema, analisaremos a situação apresentada a seguir.

UM CASO PARA REFLETIR

Hoje é véspera do aniversário de Marinalva Soares, mas ela não parece contente com a data. Apesar de se considerar uma pessoa feliz, Marinalva chega aos 42 anos com a sensação de que algo poderia ter sido diferente. Secretária do consultório de um pediatra há 22 anos, ela se casou cedo, teve três filhos e consegue, apesar de alguns problemas, criá-los com conforto. O marido trabalha em uma multinacional, no setor administrativo. Na esfera pessoal, Marinalva acredita que não tem motivos para reclamar, mas, profissionalmente, a história é outra.

No início, o trabalho no consultório do doutor Armando parecia um sonho. Marinalva havia conhecido o namorado dois meses antes de começar o seu trabalho no consultório. Namorado este que, mais tarde, viria a ser o seu marido. Feliz no âmbito pessoal, ela já pensava até em se casar e ter filhos. "Trabalhar em um consultório de Pediatria, vendo crianças o tempo todo. Acho que vai ser uma ótima preparação para os filhos que ainda terei", pensava a secretária na época.

Os primeiros anos, realmente, foram maravilhosos. Ela sabia que cuidar de crianças era algo que faria por toda a vida. O nascimento dos filhos só veio a confirmar isso. O médico também estava no início da carreira, empolgado em conquistar clientes e ser respeitado no mercado como um profissional competente. E ele conseguiu esta colocação. Porém, a rotina burocrática de preencher fichas e guias de planos de saúde, o estresse de lidar com crianças no trabalho e em casa e a falta de perspectivas de crescimento profissional fizeram Marinalva perder o ânimo com o passar do tempo.

Doutor Armando, após duas décadas e uma vida muito corrida, tornou-se uma pessoa séria e até intransigente. A secretária lembra de ocasiões em que o médico lhe criticou por algo de errado que havia acontecido, sem mesmo querer saber de defesas, explicações ou justificativas. Marinalva conhece a história de doutor Armando. Filho de um casal de classe média, estudou com dificuldades e sempre fez questão de colocar seriedade, por vezes extremada, no trabalho. Casou-se só uma vez, mas se divorciou dez anos depois. O relacionamento gerou uma filha, que também pretende ser médica.

Durante as duas décadas de trabalho dedicado ao doutor Armando, Marinalva tentou, em vão, tornar seu trabalho mais agradável. Ela sugeriu, diversas vezes, que o médico buscasse novidades tecnológicas para o escritório. Um computador na recepção foi um sonho que ela acalentou por anos. Após muita insistência, ela conseguiu convencer o médico a adquiri-lo. Ele acreditava que os pacientes apenas se importavam em encontrar bons equipamentos na sua sala e um excelente atendimento médico (tecnicamente avaliado).

"Para que vou me preocupar com a recepção se os pacientes vêm aqui atrás de uma consulta comigo?", questionava-se doutor Armando. Este, porém, é um pensamento que ainda persiste com o médico e que gera muita insatisfação, não apenas da secretária como também dos pacientes.

Marinalva já alertou doutor Armando sobre isso, mas não obteve sucesso. Ela já pensou em fazer cursos, para oferecer um melhor atendimento. Também cogitou participar de palestras em institutos ou universidades sobre prestação de serviço, sempre na esperança de melhorar seu trabalho com as dicas dadas pelos conferencistas. Porém, ela não dispõe de recursos para isso e, quando pedia o auxílio de doutor Armando, ou recebia um sonoro "não" como resposta ou escutava um "vou pensar", que encerrava qualquer assunto com mais força do que um ponto final.

Hoje, na véspera de seu aniversário, Marinalva está pensativa. Enquanto alguns pacientes aguardam para serem atendidos pelo doutor Armando, ela olha para alguns papéis sobre a mesa, com o olhar perdido. "Puxa, eu poderia ter me aprimorado. Tantas secretárias fazem cursos de reciclagem, conhecem novas formas de atender os pacientes e melhoram de vida. Eu estou nesta situação há tanto tempo e nem tenho perspectivas de mudar. Sinto-me deixada para trás", reflete. Aos 42 anos, fica claro para Marinalva que a busca por aprimoramento não pode depender da vontade de terceiros. Se o médico não acreditava que ela merecia se aprimorar, deveria ter buscado isso por conta própria e, de preferência, procurar um emprego em um consultório onde fosse mais valorizada.

Neste instante, o telefone toca e ela atende, desanimada. É seu filho mais novo, desejando-lhe um "Feliz Aniversário" adiantado. Ela fica surpresa, mas não avisa ao filho que ele confundiu as datas. Isso a faz perceber que, pelo menos no lado pessoal, ela não tem nada a melhorar. "Amanhã, conto a ele a confusão. É melhor receber dois parabéns do que nenhum", pensa a secretária, esboçando um sorriso

O que nos mostra a história de Marinalva? É possível perceber que a própria secretária sente a necessidade em ter um aprimoramento periódico através da atualização de conhecimentos. Porém, mesmo sabendo disso, ela se acomodou diante da situação. Preferiu colocar toda a culpa no doutor Armando em vez de assumir as rédeas da sua carreira e buscar uma condição melhor para a sua vida. Muitas secretárias podem estar lendo esta passagem do livro agora e se imaginando na exata situação de Marinalva. A pergunta é: se o médico não está disposto a ajudar e meu salário é pequeno, o que há de se fazer? Muita coisa, pode ter certeza. Pense comigo: mesmo que não tenha dinheiro para fazer cursos mais caros e participar de treinamentos, existe muito material disponível gratuitamente na internet: livros, apostilas, vídeos, até cursos inteiros. Sem falar que você pode também comprar alguns livros.

Com certeza, se você olhar com mais atenção em livrarias e bancas de jornais, encontrará uma série de publicações sobre atendimento, qualidade etc., que lhe servirão de excelente guia. O caso de Marinalva é mais comum do que se imagina: ela preferiu jogar toda a culpa no médico e ficou sentada, esperando que algo caísse do céu. Não cometa o mesmo engano. A pessoa mais responsável pela sua carreira é você própria. Busque o aprimoramento por sua conta e aplique seus novos conhecimentos ao ambiente de trabalho. Os resultados não tardam a aparecer.

E se você está em um consultório onde o serviço da recepção não é valorizado, existem duas opções: ou busca um novo emprego em lugar melhor ou tenta mostrar ao médico sua importância. Na medida em que você começa a aplicar seus novos conhecimentos na recepção, naturalmente os resultados aparecerão. Quem sabe, com isso, ele não mude de ideia sobre o assunto? Mas, se nem assim adiantar, então estamos diante de um caso perdido: você é quem deve buscar novos horizontes. Uma secretária talentosa só pode atingir seu auge através de um médico que esteja no mesmo grau de excelência. Se em sua carreira você busca um determinado nível de qualidade, deve trabalhar com pessoas que tenham a qualidade no mesmo patamar, do contrário viverá uma eterna frustração profissional.

ATUALIZAÇÃO FAZ A DIFERENÇA

Muitas secretárias sentem, diariamente, a necessidade de saber novas formas de atender os pacientes, de organizar melhor o consultório e de se relacionar adequadamente com o médico. Isso as faz com que se sintam mais úteis e comprometidas com o trabalho e com o sucesso do consultório.

Porém, muitos médicos não percebem isto. Eles acreditam que não é preciso se preocupar com melhorias para os demais membros da equipe, esquecendo que elas também são peças fundamentais na prestação do serviço dentro do consultório. Se tiver condições financeiras, a secretária pode investir por conta própria em seu aprimoramento. Talvez, deste modo, o médico comece a perceber a importância de investir em sua atualização.

Existem dois obstáculos tradicionais para a qualificação das profissionais da recepção. O primeiro é a crença da própria secretária de que ela não tem qualquer responsabilidade pelo resultado final, que seu trabalho é simples e por conta disso dispensa qualquer aprimoramento. Como venho mostrando neste livro, este entendimento é totalmente equivocado. O trabalho na recepção não só é importante para que o médico conquiste e fidelize pacientes, como também exige aprimoramento, na medida em que envolve uma série de conhecimentos bastante específicos.

O segundo obstáculo reside no médico, que muitas vezes ignora por completo o importante papel que uma secretária tem para alavancar ou atrapalhar o seu negócio. São médicos que acreditam que investir na qualificação de uma secretária, por exemplo, será benéfico apenas para ela, que terá condições de arrumar um emprego melhor. Este, com toda a certeza, é um grande equívoco. Funcionários bem treinados e conscientes de seu papel somente agregam valor ao consultório, são verdadeiros parceiros do médico e ajudam o negócio a prosperar.

Portanto, a questão da qualificação não é importante apenas para os funcionários da recepção, mas para toda a estrutura de atendimento. Quanto mais preparadas as pessoas estiverem para lidar com os pacientes e atender as suas expectativas, melhor será o resultado final do trabalho. Claro que o interesse em se qualificar deve partir também do funcionário, mostrando interesse por aprimorar-se nas atividades desenvolvidas. Fazer cursos, participar de palestras e pesquisar sobre assuntos relacionados ao seu trabalho são algumas das ações que a secretária pode exercer na busca pela atualização de conhecimentos. Entenda melhor estas dicas e veja outras sugestões a seguir:

- Cursos de atendimento ao cliente são muito importantes para quem trabalha na recepção. Eles oferecem alternativas para que o serviço seja mais qualificado.

- Cursos de idiomas ou de informática também são uma excelente opção. Mesmo que estes conhecimentos não sejam aplicados de imediato no consultório, eles nunca são demais.

- Os funcionários devem estar bem informados, lendo pelo menos um jornal diariamente ou uma revista por semana.

- É importante ter atenção especial a textos sobre consultórios, atendimento ao cliente e prestação de serviços. Os artigos podem trazer dicas e informações importantes para o trabalho.

O aprimoramento constante deve fazer parte da vida de todos. Para o profissional que atua na recepção, este processo de educação continuada faz toda a diferença. Além de aumentar as chances de crescimento profissional, a identificação com as atividades que realiza faz com que o trabalho torne-se algo mais prazeroso e uma atividade gratificante. E satisfação no trabalho é o que todos nós devemos buscar, independente da nossa profissão.

Lembre-se que aquilo que aprendemos fica para sempre conosco. A experiência que você adquire em um emprego será enriquecedora para a sua carreira e para o seu currículo, principalmente se você consegue agregar essa experiência a cursos, palestras, certificados etc. Hoje, para o mercado de trabalho, além da experiência, o seu diferencial pessoal é fundamental.

Capítulo 7

A motivação no consultório

Palavras-chave
- Motivação;
- Objetivos;
- Comprometimento.

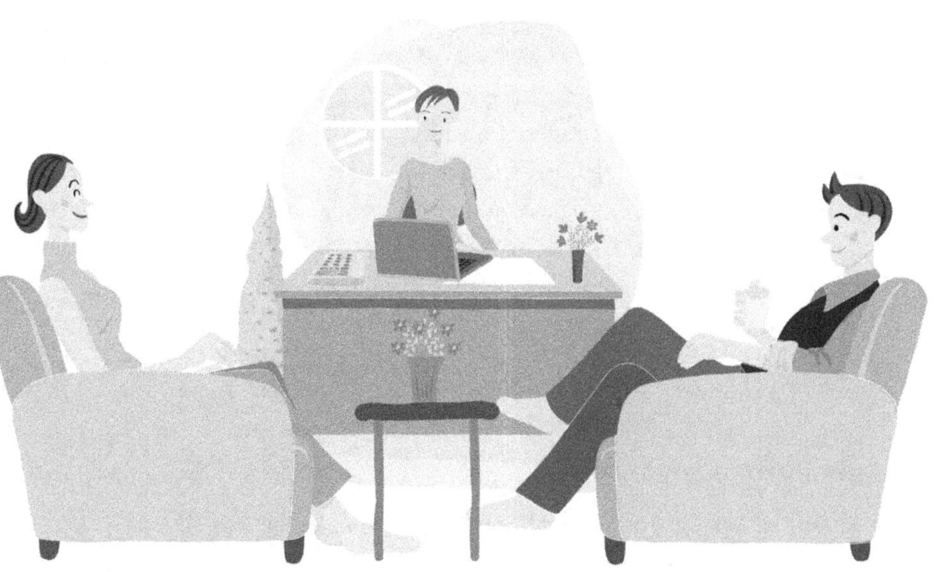

"Faça seu trabalho com todo o seu coração e você será bem-sucedido."
Elbert Hubbard

No capítulo anterior, falamos sobre a busca por aprimoramento profissional. Ficou evidente que este aprimoramento é importante para que a secretária conquiste oportunidades profissionais e também para que esta pessoa sinta-se motivada no ambiente de trabalho. Afinal, não há nada mais desmotivador do que exercer sempre as mesmas atividades. A partir de agora, nosso assunto será a motivação pessoal.

Vimos que a secretária tem papel importantíssimo dentro de um consultório ou clínica. Porém, para que uma profissional exerça bem o seu papel, ela precisa estar motivada para isso. E o que vem a ser motivação? Bom, a própria palavra já responde à pergunta: é algo que lhe dá um motivo para a ação. Estar motivado para alguma coisa é estar decidido de que esta coisa vale a pena ser feita. Você pode ser a secretária mais atualizada e preparada do mundo, mas se estiver em um lugar onde suas competências não sejam reconhecidas e valorizadas, logo sentirá um grande desânimo e seu trabalho não renderá mais. Por que isso acontece? Simples: falta a tal da motivação.

Agora que entendeu um pouco mais sobre isso, com certeza você deve estar pensado: "bom, não deve ser nada fácil manter alguém motivado; afinal, são tantos problemas em nossas vidas...". De fato, não é simples manter-se motivado em qualquer coisa que fazemos, principalmente no trabalho. É preciso estar totalmente decidido de que estamos no caminho certo e que este é sempre um passo a mais de uma longa caminhada chamada crescimento profissional. Muitas vezes, o reconhecimento e os resultados de um bom trabalho não aparecem rapidamente. Mas não desanime! Veremos a seguir que os caminhos para alcançar a motivação na sua carreira de secretária são bem mais simples do que você imaginava.

O QUE MOTIVA A SUA CARREIRA?

A motivação é um ponto importante no que diz respeito à qualidade na recepção. Mas qual será o segredo para a motivação de uma secretária de sucesso? Será que ela trabalha apenas buscando salários cada vez maiores? Em parte, todos nós, independente da profissão, trabalhamos sempre por melhores salários. Mas este não é o único ponto que as pessoas levam em consideração. Obviamente, existem elementos ligados a nossa satisfação e a realização profissional ao desempenhar uma tarefa que também contam muito. Você certamente já ouviu histórias de pessoas que largaram empregos onde ganhavam bastante para trabalhar com coisas que lhe proporcionavam a verdadeira realização profissional, não é mesmo? Pois, então, o mesmo se aplica a sua carreira enquanto secretária.

As pessoas não trabalham apenas por dinheiro. Algumas efetivamente preocupam-se apenas com o lado financeiro no que tange ao trabalho. Porém, posso garantir que as pessoas que estão em um emprego apenas por dinheiro nem sempre trabalham satisfeitas e não geram resultados verdadeiros. A grande verdade é que o dinheiro não pode ser a medida de todas as coisas.

Obviamente que trabalhar apenas por motivação também é um privilégio para poucos. O ideal é que todos tenhamos um equilíbrio entre a satisfação pela atividade que desempenhamos e a compensação financeira adequada. Ter foco apenas na satisfação ou apenas no salário são extremos que não costumam gerar bons resultados. Portanto, devemos buscar um meio-termo neste sentido. Vejamos dois exemplos:

Flávia e Isabela são secretárias em dois consultórios distintos. Flávia trabalha na recepção no consultório de um cirurgião plástico e faz faculdade de Administração no turno da noite. Tem diversos objetivos na vida para quando se formar e trabalha com satisfação, apesar do cansaço natural para quem tem uma dupla jornada (trabalho e universidade). Constantemente ela aplica os conhecimentos que adquire em seu curso para obter melhores resultados no consultório.

Inteligente e ágil, ela está sempre buscando aprimorar seus talentos e entende que a experiência de lidar com o público no consultório e os projetos que desenvolve lá são muito importantes e fazem parte do aprendizado. O médico, por sua vez, vendo o interesse da jovem (e principalmente os resultados do excelente atendimento) traz sempre algum livro e artigos interessantes sobre atendimento. Ele pensa, inclusive, em pagar para ela uma especialização nesta área. O médico tem planos de aumentar o consultório, contratar mais uma pessoa e deixar Flávia responsável por toda a parte administrativa.

Já com Isabela, a situação é diferente. Ela aceitou o serviço no consultório de um geriatra apenas por estar precisando do dinheiro, mas não tem qualquer sensibilidade para lidar com o público, principalmente com pessoas de mais idade. Cursou apenas o ensino médio e nunca se decidiu por fazer uma faculdade. Agora, a necessidade a obriga a trabalhar como secretária para pagar as contas no final do mês.

Para completar o quadro, o geriatra não procura incentivar Isabela, tampouco conscientizá-la da importância do seu serviço. Ríspido e seco, ele apenas fez com que a jovem endurecesse seu jeito de ser. É fácil imaginar o resultado desta combinação de fatores: um péssimo atendimento na recepção e ao telefone, pacientes insatisfeitos com a antipatia da jovem secretária e problemas constantes com agendamentos e remarcações de consultas feitas de maneira desorganizada.

Neste quadro, está evidente que Flávia trabalha muito motivada, enquanto Isabela não vê qualquer importância no seu serviço. Enquanto a primeira entende a relevância do seu papel no consultório e aproveita para desenvolver suas aptidões, mesmo que não pense em ficar como secretária para o resto da vida, a segunda está lá apenas por obrigação, não está satisfeita com o que faz e não possui qualquer compromisso com o resultado final do seu trabalho.

É claro que, neste exemplo, utilizei situações extremas, mas a verdade é que quadros como estes acontecem na prática. Pessoas motivadas não estão necessariamente satisfeitas com a função que desempenham, mas possuem um objetivo concreto e sabem aproveitar o melhor de cada situação. Elas percebem também a relevância do seu trabalho e têm senso de responsabilidade. Não vá pensando que só está motivado quem já alcançou seus objetivos. Pelo contrário: é a motivação que faz você chegar lá!

No caso ilustrado, Flávia está cursando uma universidade e não pensa em encerrar sua carreira como secretária. Mas isso não a impede de estar motivada para as suas tarefas e enxergar neste ambiente grandes oportunidades de aprendizado. O papel do médico também é fundamental, pois ele corresponde à altura do interesse demonstrado pela secretária em fazer sempre melhor. Caso o médico adotasse uma postura diferente, é possível que Flávia perdesse um pouco do seu ânimo.

Isabela é o extremo oposto, em todos os sentidos. Além de ter encerrado seus estudos no ensino médio, não parece ter qualquer grande objetivo profissional ou de realização. Para completar, não tem qualquer identificação com o serviço e ainda por cima trabalha diretamente com um médico que parece não dar importância para as atividades ligadas à recepção. Logo, ela não tem qualquer motivação para exercer a função de secretária no consultório. Nem gostaria de permanecer nesta atividade, muito menos a enxerga como oportunidade de aprendizado ou como um degrau para atingir outros patamares.

O maior problema de Isabela não está em trabalhar como secretária, mas em não ter objetivos a perseguir. Isso faz com que ela não encontre motivos concretos para agir, ou seja, não há motivação. Mesmo que recebesse um salário bem alto, isso não é garantia de que ela ficaria satisfeita. Como bem sabemos, o trabalho deve unir a compensação financeira com a realização pessoal. Somente assim ele gera os melhores resultados.

Estes dois exemplos, embora exagerados, mostram como a motivação dos funcionários, seus objetivos e a postura do médico constituem elementos decisivos para a qualidade dos serviços no consultório, em especial na recepção. Com isso, passamos a entender um pouco melhor a motivação necessária para uma secretária de sucesso. Sem esta motivação, você, com certeza, não poderá desempenhar o seu papel da melhor maneira possível.

COMO SE MOTIVA UM COLABORADOR?

Tenho procurado evidenciar neste capítulo como a motivação é algo complexo e que depende de diversos elementos. No âmbito individual, uma secretária de sucesso se motiva pelas seguintes ações internas, as motivações introspectivas:

- Realização profissional;

- Sentimento de responsabilidade e importância do serviço;

- Oportunidade de crescimento pessoal e profissional;

- Satisfação com a atividade desempenhada;

- Chance de aprender novidades;

- Busca por novos desafios e resultados cada vez mais arrojados;

- Compensação financeira.

Com certeza, existem outros elementos que, no plano pessoal, podem ser grandes motivadores, mas acredito que a lista apresenta os principais. Podemos listar também alguns fatores externos que ajudam a motivar uma secretária.

Fatores externos não são menos importantes que os internos. Pelo contrário, eles se complementam. Um exemplo é a postura incentivadora do médico. Uma profissional bem intencionada e motivada pode resistir a uma influência negativa, que a desanime e a desestimule.

O ideal, para alcançar a motivação, é que a secretária tenha tanto os fatores internos quanto os externos a seu favor. É preciso haver incentivo, vontade de atingir um objetivo, de melhorar sempre e de progredir. Muitas secretárias acham que seu trabalho não tem importância e que, por isso mesmo, elas nunca terão melhores oportunidades. Talvez esteja na hora de enxergar as coisas sob um outro ponto de vista. É como naquele popular caso do copo com água pela metade. Como você o enxerga: meio cheio ou meio vazio? É comum que a secretária fique com sua visão "viciada", não percebendo corretamente as oportunidades de crescimento e de realização que estão bem diante dos seus olhos. A seguir, listamos alguns fatores que ajudam na motivação de uma profissional da recepção:

A postura de incentivo do médico: a pessoa que está na recepção nem sempre tem a exata dimensão da importância do seu trabalho para o consultório e para a carreira do médico. Portanto, é interessante receber apoio e palavras de incentivo do superior, que normalmente é o médico. Um gesto de agradecimento e reconhecimento muitas vezes vale mais que premiações em dinheiro. Se você pretende ser uma secretária de sucesso, pense nisso: está fazendo todo o possível para obter o reconhecimento pelo seu trabalho? Lembre-se que quase sempre o reconhecimento pelo bom trabalho vem primeiro. Melhores salários e compensação financeira serão consequências disso.

Autonomia: mesmo que considere suas tarefas importantes, se uma secretária não tem qualquer autonomia para agir nem participa das decisões que são tomadas, é provável que sua motivação e seu comprometimento sejam menores. Quanto mais o médico ou superior confiar no seu trabalho, mais ele lhe dará autonomia para realizar tarefas sem a necessidade de consultá-lo sempre. E não venha com aquele velho papo que a culpa é sempre do chefe. É bastante comum que os funcionários se isentem ou fujam sempre da responsabilidade de decidir por qualquer coisa. Mas depois eles mesmos reclamam por não serem consultados. Será que você, uma secretária de sucesso, está mostrando ao seu superior que tem condições de auxiliá-lo na tomada de decisões? Será que você está se colocando como disponível para solucionar os problemas que surgem no dia a dia do consultório ou apenas repassa os problemas, pois "não é paga para isso"? Se você ainda está neste grupo, é tempo de alterar sua postura.

Perspectivas de carreira: outro ponto que influenciará diretamente o grau de motivação de um funcionário são as reais perspectivas de carreira e crescimento profissional. Uma secretária deve pensar em como desenvolver-se profissionalmente. Isso não significa apenas novos cargos a serem ocupados, mas novas tarefas e responsabilidades, cursos de capacitação etc.

TRABALHAR COM ENTUSIASMO E DEDICAÇÃO

Com toda a certeza, as pessoas não saem de casa em uma ensolarada segunda-feira para o trabalho totalmente satisfeitas, independente da tarefa que desempenham e do salário que recebem no final do mês. É da natureza humana não gostar de sentir-se obrigado a fazer alguma coisa. Com o emprego, não poderia ser diferente. Por mais que gostemos da nossa função, sempre haverá um dia em que nossa disposição estará menor ou estaremos irritados e indispostos.

Logo, trabalhar motivado não significa trabalhar em plena felicidade o tempo todo. Para dizer a verdade, este não é o objetivo da motivação. A equipe da recepção deve ter entusiasmo, dedicação e comprometimento com aquilo que faz e, acima de tudo, tratar os pacientes com dignidade e respeito, independente dos problemas pessoais e do humor de cada um.

Todos temos dias difíceis, mas quando a secretária tem consciência de que atender bem e com simpatia faz parte das obrigações de seu cargo, independente do seu estado de espírito, é possível separar as coisas. Uma pessoa trabalha com entusiasmo quando sabe da importância daquela tarefa para o resultado final e também para o seu desenvolvimento. A dedicação vem da noção de responsabilidade sobre a tarefa.

É importante não transferirmos exclusivamente a responsabilidade para o outro ou para a empresa onde trabalhamos, achando que nossas mudanças dependem deles. Sem dúvida, o chefe contribui com atitudes, benefícios e ações motivadoras. Porém, a maior motivação está dentro de você mesma. Precisamos de nossas próprias razões e objetivos. Só assim somos capazes de nos motivarmos.

Capítulo 8

A avaliação do atendimento na recepção

Palavras-chave
{
- *Feedback*;
- Controle;
- Resultados.
}

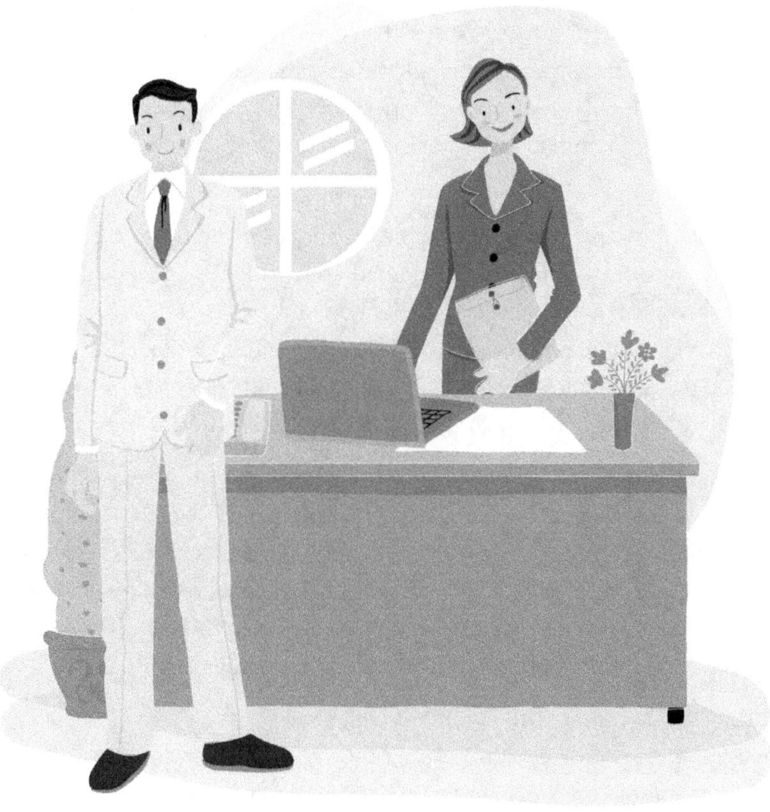

"Nada nos engana tanto como a nossa própria opinião."
Leonardo da Vinci

O consultório precisa de mecanismos para a avaliação do desempenho da equipe. Mesmo em uma estrutura bastante simples, principalmente em um consultório com apenas uma secretária, é necessário que se estabeleçam normas e mecanismos para acompanhar e mensurar a qualidade do atendimento. Mas não pense que estamos aqui querendo elaborar mais formas de o médico "pegar no seu pé". Muitos funcionários, ao ouvirem a expressão "avaliação", logo pensam: eles querem nos explorar ainda mais. Lendo este capítulo, uma secretária de sucesso rapidamente entenderá que avaliar e medir a qualidade do atendimento é bem mais importante para ela do que para o médico.

É óbvio que o médico também está interessado na qualidade, mas se você quer desenvolver-se na sua carreira, tem que estar muito atenta a este assunto também. A própria secretária, sendo uma pessoa motivada e engajada na sua tarefa, terá interesse em saber qual é a percepção de qualidade dos pacientes em relação ao seu trabalho. Existem diversas maneiras, como pesquisas de satisfação, por exemplo, para saber se as pessoas que visitam o consultório estão ou não satisfeitas com o serviço.

Em muitos casos, o olhar desatento ou desprovido de certos critérios, tanto por parte do médico quanto entre seus funcionários, não é capaz de identificar fatores e elementos que podem estar irritando, decepcionando e até mesmo afastando os pacientes. Somente um olhar atento e apurado pode perceber, por exemplo, que os pacientes estão incomodados com a decoração de uma clínica de Cirurgia Plástica ou ainda que as pessoas estão se atrapalhando ao circular pelo local devido à disposição dos móveis.

O paciente pode, em certas situações, até reclamar com a secretária sobre algum comportamento manifestado pelo médico durante a consulta ou sobre o tempo de espera. Mesmo ao escutar os diálogos travados na sala de espera, a secretária pode colher informações valiosas sobre a qualidade percebida no atendimento. Uma secretária de sucesso será sempre o "braço direito" do médico para monitorar a satisfação dos pacientes.

Portanto, são inúmeros os caminhos para obter uma resposta das pessoas em relação ao serviço recebido no consultório. Não espere que o médico faça isso sozinho. Que tal se antecipar e mostrar para ele o quanto você está atenta e se importa com a qualidade do trabalho (do seu e também do dele)? Este pode ser também um excelente começo para a nova etapa de sua carreira. Antes de continuarmos, vale lembrar que, para realizar um trabalho de avaliação da qualidade do atendimento, a secretária deve estar em sintonia com o médico para que estas informações, independente de como forem coletadas, sejam compartilhadas para que todos tenham condições de propor mudanças e aprimorar os processos de atendimento.

UMA AUTOAVALIAÇÃO PARA A EQUIPE DA RECEPÇÃO

Antes de olharmos a opinião dos pacientes, que tal se a equipe da recepção fizesse uma autoavaliação? Avaliar como está a sua atuação é fundamental para as secretárias que desejam oferecer um ótimo atendimento aos clientes, permitindo assim que seu trabalho seja cada vez mais valorizado. Para saber se está no caminho certo, é possível realizar um teste simples, como o que apresentamos a seguir. Nele, existem 15 perguntas de múltipla escolha, cada qual com três alternativas. Ao final do teste, há uma tabela de pontos para que você marque com um X os quadros correspondentes às questões. Depois, basta somar os pontos obtidos e verificar o que isso significa.

1. Se você trabalha (ou trabalhasse) em uma clínica onde há um circuito interno de televisão e, em certo momento, visse pela câmera uma antiga paciente se aproximando da entrada da clínica, o que faria?

(a) Abriria o portão assim que ela interfonasse, sem dar tempo de ela falar algo.

(b) A cumprimentaria pelo interfone e abriria o portão antes de ela chamar.

(c) A esperaria tocar o interfone e se identificar para abrir o portão.

2. A paciente, citada na pergunta anterior, entrou na clínica. Como você a receberia?

(a) Levantaria e iria em sua direção na entrada da clínica para cumprimentá-la.

(b) Aguardaria sua chegada na mesa de recepção. Somente então levantaria para cumprimentá-la.

(c) Permaneceria na minha mesa e, quando ela se aproximasse, a cumprimentaria e perguntaria "como vai a senhora?".

3. A paciente parece sentir calor. O que fazer?

(a) Esperar ela solicitar um copo de água.

(b) Perguntar se ela deseja um copo de água, indicando onde ela pode consegui-lo.

(c) Providenciar um copo de água para a paciente.

4. Um paciente andando com dificuldade chega ao consultório. O que é melhor?

(a) Pedir a outro paciente que o ajude a se sentar.

(b) Perguntar se ele precisa de ajuda.

(c) Levantar-se e ajudá-lo. Se não for possível ajudá-lo, solicitar a ajuda de outra pessoa.

5. Você passou uma informação para o paciente, mas ele parece não compreender exatamente o que foi dito. O que fazer?

(a) Perguntar se ele compreendeu e buscar uma explicação mais simplificada.

(b) Perguntar se ele compreendeu e explicar novamente do mesmo jeito.

(c) Se ele não disser nada, ignorar. Caso diga que não entendeu, pedir para questionar o médico.

6. Na hora em que entra um paciente, você está em uma ligação particular. O que você faria?

(a) Pediria ao paciente para aguardar um minuto e terminaria a conversa calmamente.

(b) Diria à pessoa que retornará a ligação, desligaria e atenderia o paciente com simpatia.

(c) Encerraria a ligação e se desculparia com o paciente por fazê-lo esperar.

7. Se o paciente terá que esperar pelo atendimento, o que fazer?

(a) Explicar o motivo da demora e dizer que será atendido em minutos.

(b) Desculpar-se pela demora, dizendo o motivo e um tempo estimado para a espera.

(c) Informar apenas que o cliente terá que esperar para ser atendido.

8. O paciente se senta para esperar. E agora?

(a) Ofereço uma revista, bebidas, biscoitos ou brinquedos, se houver crianças.

(b) Espero que o paciente solicite algo para só então providenciá-lo.

(c) Sirvo bebidas e biscoitos e mostro ao paciente uma revista nova ou mais recente para distraí-lo.

9. O paciente olha em volta, como se buscasse algo. O que você faria?

(a) Esperaria ele perguntar algo para, a partir daí, ajudá-lo no que for possível.
(b) Perguntaria se ele deseja minha ajuda ou possui alguma dúvida.
(c) Tentaria adivinhar o que ele deseja, questionando se quer saber onde é o banheiro ou o bebedouro.

10. Ao mesmo tempo em que chega um paciente, o telefone da recepção começa a tocar. Qual seria a melhor maneira de proceder nesta situação?

(a) Atenderia rapidamente o telefone, pedindo para a pessoa retornar a ligação em cinco minutos.
(b) Atenderia o telefone, pediria para a pessoa aguardar alguns segundos, falaria com o paciente que está entrando, pedindo que ele aguarde alguns segundos, resolveria a questão no telefone e voltaria para atender o paciente que está na sala.
(c) Atenderia normalmente o telefone, resolvendo a questão, deixaria o paciente aguardando alguns instantes na sala de espera enquanto falo no telefone e, depois, me desculparia pela demora em atendê-lo.

11. O paciente reclama do seu atendimento. Como reagir?

(a) Pedindo desculpas, afirmando que tudo será resolvido da melhor forma possível.
(b) Revidando as acusações, enfatizando que você faz o melhor que pode.
(c) Solicitando ao paciente que aguarde para que você possa resolver o problema.

12. O médico lhe solicita que organize sua mesa. O que você faz?

(a) Agradece ao médico pela sugestão, arruma tudo e pergunta se algo mais pode melhorar.

12. O médico lhe solicita que organize sua mesa. O que você faz? (continuação)

(b) Organiza os papéis e espera que o médico não reclame novamente.

(c) Fica chateada e arruma a mesa como se isso fosse uma obrigação desagradável.

13. O médico reclama que você não atende bem os pacientes. Como você reage?

(a) Acuso-o de também ser negligente com o consultório e com o atendimento.

(b) Peço que ele me oriente como melhorar meus pontos negativos.

(c) Fico chateada mas digo que tentarei mudar o que for possível.

14. Na hora em que o paciente sai da sala do médico, o que fazer?

(a) Perguntar se ele deseja mais alguma coisa, enquanto o conduz até a saída do consultório.

(b) Acompanhá-lo até a saída do consultório, apenas dizendo "tenha um bom dia".

(c) Perguntar ao médico se pode chamar o próximo cliente e dizer "tchau" ao paciente que sai.

15. O médico solicita que você confirme a agenda com os pacientes sobre as consultas já marcadas. Você:

(a) Liga alguns dias antes para lembrar da consulta.

(b) Entra em contato com o paciente na véspera, solicitando que ele não se atrase.

(c) Liga apenas para os pacientes que costumam se atrasar ou se esquecem das consultas.

Após responder as perguntas, você deve anotar na tabela a seguir as opções que marcou. Após a marcação, basta somar os pontos obtidos em todas as respostas e verificar o que esta pontuação significa no quadro que segue após a tabela.

Valor das respostas			
Questão	A	B	C
1	5	7	3
2	7	3	5
3	3	5	7
4	5	3	7
5	7	5	3
6	3	7	5
7	5	7	3
8	5	3	7
9	3	5	7
10	3	7	5
11	7	3	5
12	7	5	3
13	3	7	5
14	7	5	3
15	5	7	3

Agora basta somar todos os valores marcados na tabela acima:

_______________ pontos

De 45 a 60 pontos: Esta pontuação é de uma secretária **reativa**. Isso significa que ela não costuma agir por conta própria. É preciso um estímulo para que haja uma reação. Um exemplo é o paciente que entra no consultório e tem que solicitar ser atendido, como se estivesse pedindo um favor. É preciso avaliar com bastante cuidado e atenção o serviço que é oferecido aos pacientes. Na maioria das vezes, uma pessoa reativa atende com pouca dedicação. A imagem que se faz de uma secretária reativa é aquela que fica lixando as unhas enquanto os clientes pedem atenção.

De 61 a 85 pontos: Esta é uma colaboradora **ativa**. Isso significa que ela conhece o seu trabalho e sabe que o atendimento exerce uma função de privilégio dentro do consultório. O problema é que ela não busca novas alternativas e oferece, de uma forma muitas vezes robótica, o mesmo tipo de atendimento. Como não costuma buscar formas de melhor satisfazer os pacientes com o seu trabalho, a tendência é se entediar facilmente com a rotina do consultório. Com isso, são exercidas apenas as ações que os pacientes esperam, sem que haja muita surpresa ou encantamento com o serviço prestado.

De 86 a 105 pontos: Estamos diante de uma funcionária **pró-ativa**. Isso significa que ela está sempre buscando novas maneiras de atender bem os pacientes. Uma pessoa pró-ativa reconhece que é preciso encantar os clientes, atendendo-os de maneira eficiente. Para alcançar o encantamento do paciente, é preciso surpreendê-lo, seja na hora de servir ou na hora de se antecipar ao que o paciente solicitará. Uma pessoa pró-ativa está sempre atenta ao que acontece a sua volta. É importante destacar que ela está no caminho certo, mas não deve esquecer de que o atendimento não pode ser nunca negligenciado.

Quem obteve um resultado pró-ativo na sua avaliação está de parabéns. Porém, se o resultado apontou para uma personalidade ativa ou reativa, é importante que a secretária verifique que pontos necessitam de aprimoramento. O fundamental é nunca esquecer que o cliente encantado torna-se fiel e, para isso, é preciso estar atento ao que ele deseja. Busque o encantamento dos pacientes a fim de obter melhorias pessoais e profissionais. O retorno é sempre gratificante.

O que o paciente observa?

A avaliação da qualidade do atendimento no consultório não está restrita à atuação da secretária. E também não está restrita ao médico. O paciente tira sua conclusão sobre o serviço a partir de uma análise do conjunto. Portanto, o tratamento e a atenção que ele recebe na recepção também influenciam na percepção final de qualidade.

Uma atendente mal humorada e antipática pode arranhar completamente a imagem do consultório, por mais que outros elementos estejam atendendo bem as expectativas. Porém, devemos ressaltar que, muitas vezes, a atuação da atendente nada mais é que um reflexo da postura do médico. Isso é muito comum, não apenas no consultório, mas também em empresas e organizações de todos os portes. O profissional que exerce uma função de chefia, em geral, serve de parâmetro para seus subordinados. Mas não se engane: se o seu médico não está comprometido com a qualidade no atendimento e não há chances de mudar o seu comportamento, talvez esteja na hora de você buscar novos horizontes.

Um médico que não demonstra respeito em relação aos pacientes, mesmo que seja em um momento de descontração quando o consultório está vazio, está autorizando, mesmo que de maneira implícita, sua equipe a agir como ele. O mesmo vale para o funcionário que exerce uma função de chefia em consultórios maiores ou clínicas. Quando ele age de maneira correta com os pacientes e os trata com total respeito, está também inibindo um comportamento fora deste padrão entre os demais da equipe. Porém, se ele não respeita as normas e adota posturas questionáveis no que diz respeito à ética, certamente estará estimulando outros colaboradores a agirem no mesmo patamar.

O médico dá o exemplo

Vejam um caso real que presenciei em um consultório de Cirurgia Plástica. Em uma manhã de sexta-feira, a recepção do consultório estava lotada. Várias pessoas lá estavam aguardando desde as 9 horas, horário da primeira consulta, mas a médica ainda não tinha chegado. Já passavam das 10 horas e a secretária tentava se desculpar com os pacientes, dizendo que a médica tivera um problema com seu carro, daí o atraso.

Porém, para a surpresa de todos, quando a doutora chegou, contou outra história: pediu desculpas aos pacientes presentes e disse que a secretária havia se esquecido de avisá-la sobre o correto horário das consultas. Houve inclusive um princípio de bate-boca entre as duas, mas a funcionária logo foi repreendida. Depois, ambas entraram no consultório e lá permaneceram por alguns minutos. Quando a secretária voltou à sala de espera, esbravejou: "essa doutora dorme até tarde e depois tenta colocar a culpa em mim".

Ou seja, ficou evidente que as pessoas ali estavam sendo desrespeitadas sem qualquer pudor. Em uma sexta-feira – portanto, um dia útil normal – pela manhã, todos ali estavam sendo enganados, aguardando por uma médica que resolvera dormir até mais tarde. Ainda tivemos o privilégio de presenciar uma imensa patuscada quando médica e secretária se desencontraram nas mentiras que contavam aos pacientes.

Analisando a situação, podemos deduzir que a secretária tomou a iniciativa de mentir sobre o motivo do atraso (claro, se ambas tivessem combinado, não teriam evidenciado a farsa na presença dos pacientes). Será que a secretária mentiu por esperteza? Ou será que esta já é uma prática-padrão naquele consultório, sendo inclusive estimulada pela médica (que, como vimos, também mentiu sobre o motivo de seu atraso)?

Podemos supor que, caso esta médica demonstrasse e deixasse claro que o respeito aos pacientes vem em primeiro lugar em seu consultório, a secretária não teria tanta liberdade para inventar desculpas e camuflar a desorganização do local. Mas a partir do momento em que a pessoa no comando adota e estimula esta postura, os demais membros da equipe também o farão.

Por isso, nunca é demais lembrar que o exemplo vem de cima. Se um funcionário não está tratando com o devido respeito e atenção os pacientes, é preciso verificar até que ponto este comportamento não está sendo influenciado pelo profissional que está no comando, seja um médico ou um gerente administrativo.

Ferramentas para avaliação

Existem diversas maneiras de avaliar a qualidade do atendimento na recepção. Algumas já foram abordadas neste capítulo: o olhar atento da secretária ao comportamento dos pacientes é uma forma. Também falamos da autoavaliação que uma profissional de sucesso deve fazer. Mas também é possível ir mais a fundo na pesquisa com os pacientes. Por exemplo: uma caixa para sugestões pode ser uma boa ideia. Além disso, a secretária e o médico podem elaborar um pequeno questionário para que cada paciente escreva ou pontue sobre o que achou do atendimento. Formulários de avaliação também podem ser enviados para o e-mail dos pacientes. Em clínicas com *websites* mais sofisticados, é possível até mesmo criar um sistema de avaliação *on-line*.

Se não possuem um profissional específico para a elaboração da pesquisa, o ideal é decidir com o médico cada etapa deste processo. É preciso também criar uma metodologia para avaliar as respostas e uma definição sobre o tratamento das sugestões ou das reclamações. Como será dado este *feedback* ao cliente? Se criarmos no cliente uma expectativa de que ele receberá uma resposta, será muito pior se ele não recebê-la.

A arte de atender bem

Palavras-chave
- Jogo de cintura;
- Pacientes;
- Encantamento.

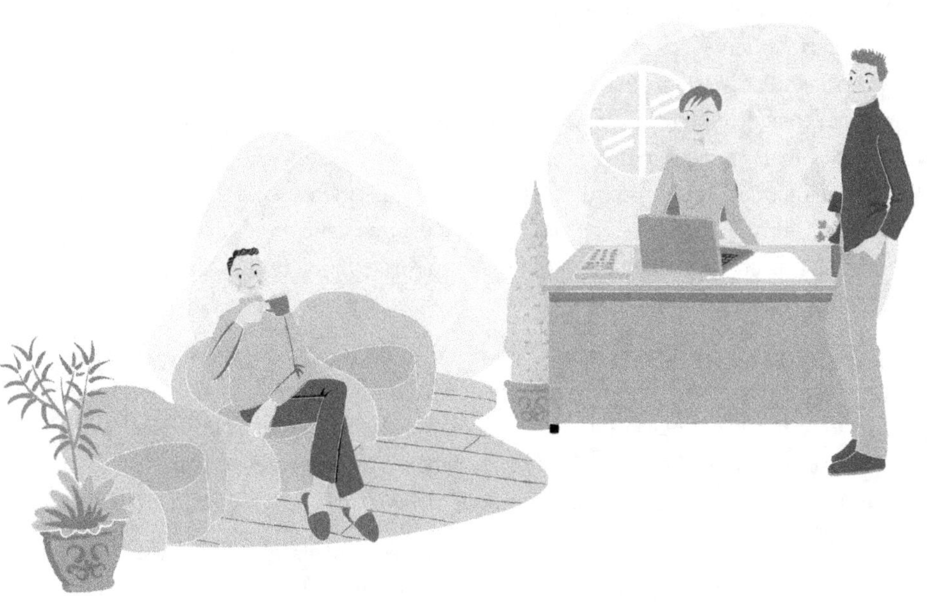

"Não somos atores do processo de mudança. Somos autores."
Marco Aurélio Ferreira Vianna

Já falei aqui sobre inúmeros aspectos que fazem uma secretária de sucesso: falamos sobre relacionamento com os pacientes, atendimento humanizado, habilidades comportamentais, motivação, aprimoramento profissional, entre outros aspectos. Neste capítulo, apresentarei questões técnicas sobre um bom atendimento. Estar motivada e consciente do seu papel é importante, mas não é tudo. Se você deseja ser uma profissional diferenciada, deve conhecer as técnicas para um atendimento de excelência.

Uma sala de espera abriga pessoas bem diferentes em torno de um objetivo comum: a busca por um atendimento médico eficiente. Neste local, a secretária reina absoluta. Seu objetivo é receber os pacientes, orientá-los sobre o consultório e auxiliar no que mais for preciso. Essa posição de destaque pode transmitir a impressão de que não é preciso fazer muito para se sair bem. Mas isso é um equívoco. Atender bem é uma arte fundamental para qualquer prestação de serviço.

É preciso conhecer as ferramentas que se tem em mãos para lidar com a enorme variedade de situações que ocorrem em uma recepção. Antes de mais nada, um dos primeiros fatores que vamos observar neste capítulo é o processo de encantamento dos clientes. Ou seja, o que pode ser feito para surpreender os pacientes e, desta forma, fazê-los ainda mais satisfeitos com o serviço prestado no consultório. Acho que todos concordam que o Brasil não é referência em prestação de serviços, não é mesmo? Pelo contrário: estamos acostumados aqui a péssimos serviços de atendimento, seja em supermercados, lojas, bancos ou consultórios. Portanto, o senso comum nos diz que devemos estar atentos a todos os aspectos quando contratamos algum serviço, do contrário, o prestador certamente fará alguma besteira e teremos algum tipo de prejuízo.

Este "pessimismo" em relação à prestação de serviços faz com que sempre esperemos por um atendimento ruim ou mediano. Uma secretária de sucesso saberá transformar este aparente aspecto negativo em excelente oportunidade para surpreender positivamente os pacientes e para destacar a qualidade do consultório ou clínica.

Outro ponto vital no relacionamento com os pacientes é o atendimento telefônico. Muitas pessoas deixam de ir a uma clínica se forem mal atendidas ou atendidas com frieza pelo telefone. Além disso, o bom atendimento depende da interação e da sinergia que existem entre os funcionários e o médico dentro do consultório. Antes de iniciarmos a abordagem sobre a técnica do bom atendimento, que tal compreender melhor como agem os pacientes?

Os tipos de pacientes

Dentro de um consultório ou clínica, o paciente deve ser foco de total dedicação. Afinal, ele é o objetivo principal de todo serviço e precisa ser visto com bastante atenção. Se o cliente for negligenciado, será difícil encontrar uma outra forma de mantê-lo fiel ao consultório. Certamente, ele buscará outras alternativas no mercado e, como bem sabemos, não faltam opções.

Uma das formas de classificar os clientes é de acordo com suas características psicológicas. Existem basicamente seis tipos psicológicos de clientes: o formal, o calado, o apressado, o grosseiro, o chato e o tranquilo. Identificando cada um destes perfis, uma secretária de sucesso poderá adaptar sua maneira de agir para não criar conflitos e, ainda, compreender exatamente o que o paciente deseja. Em muitos casos, o paciente deixa o consultório insatisfeito, não por conta do tratamento do seu problema de saúde, mas porque, em algum momento do processo de acolhimento, suas expectativas não foram atendidas ou seus desejos não foram compreendidos.

Portanto, de acordo com cada tipo de paciente, a secretária pode oferecer outras formas de atendimento a fim de aumentar a satisfação com o serviço. A seguir, apresento resumidamente cada um destes tipos psicológicos de clientes, antes de abordarmos os pontos essenciais do atendimento eficiente:

O cliente formal: um paciente sério, que espera respeito de todos que o cercam, é a melhor representação deste tipo de cliente. Cerimonioso ao extremo, o paciente formal não dá intimidade ou confiança para pessoas desconhecidas, com a secretária. Posiciona-se de maneira superior a todos. Não costuma interagir bem com brincadeiras e, algumas vezes, pode até se ofender por algum tratamento mais descontraído e informal.

O que fazer para atender bem um cliente formal?

- Oferecer um atendimento bastante respeitoso.

- Proceder sempre dentro da etiqueta social.

- Utilizar palavras educadas e corteses no atendimento como "bom dia", "com licença", "me permita".

- Não ser inconveniente fazendo perguntas pessoais ou observando algo de maneira irônica.

- Chamá-lo(a) por senhor(a), nunca por você.

O cliente calado: em geral, esta é uma pessoa tímida. Seu temperamento é o de não se envolver abertamente com as pessoas. Bastante reservado, responde por monossílabas ou gestos ao que a secretária pergunta. Ele não costuma deixar transparecer seus sentimentos, apesar de quase sempre ser uma pessoa insegura.

O que fazer para atender bem um cliente calado?

- Evitar perguntas que possam ser respondidas apenas com "sim" ou "não". Em vez de perguntas onde a resposta seria sim, peça para que ele explique algo.

- Iniciar as perguntas com vocábulos interrogativos: "quem", "o quê", "quando", "onde", "como", "qual", "quantos" e "por quê".

- Solicitar a confirmação do atendimento, como: "o senhor confirma a consulta para o dia 5, às 17 horas"?

O cliente apressado: uma pessoa que fala bastante, mas não toma decisões com facilidade. Esta é a definição de um cliente apressado. Ele costuma não expor com clareza o que pensa ou deseja. Por isso, muitas vezes, a secretária encontra dificuldades em determinar qual é o problema que o paciente deseja resolver. Normalmente, ele não aceita esperar pelo atendimento e deseja que suas necessidades sejam atendidas de imediato.

O que fazer para atender bem um cliente apressado?

- Se o cliente não for claro na informação transmitida, fazer perguntas para esclarecer.

- No caso de não entender algo, pedir-lhe para explicar novamente, desculpando-se sempre pela dificuldade.

- Obter todas as informações que deseja demonstrando calma.

- Garantir que o tempo de espera informado seja cumprido.

O cliente grosseiro: este é um dos tipos mais difíceis de conviver. Ele tende a ser agressivo, mesmo que apenas verbalmente, e arrogante. Falando alto, é indelicado e muito insensível. Costuma fazer observações desagradáveis para a secretária, para o médico e até mesmo para os outros pacientes do consultório.

Este tipo de cliente também costuma ser bastante exigente, o que o faz ser ainda mais agressivo quando algo não sai como ele espera, além de fazer do momento do atendimento um palco para ele ser o centro das atenções.

O que fazer para atender bem um cliente grosseiro?

- A orientação principal é manter a calma em qualquer situação.

- É importante não encarar a agressividade como pessoal, lembrando-se que este cliente é assim em qualquer situação.

- Ser sempre gentil, buscando ouvi-lo com serenidade.

- Na hora de falar, mostrar segurança, firmeza, clareza e objetividade.

O cliente chato: sistemático e detalhista são algumas das características deste tipo de cliente. Muito teimoso, ele gosta que tudo seja explicado com bastante calma. Uma tomada de decisão costuma ser demorada com este cliente. Quando tem alguma dúvida, tende a fazer várias perguntas até esclarecer o que o aflige. Geralmente acha que está sempre certo e tende a ser repetitivo.

O que fazer para atender bem um cliente chato?

- Ser bastante rico em detalhes.

- Não contrariar o cliente. Se ele estiver errado, apresentar argumentos fortes o suficiente para mudar sua ideia formada sobre o assunto.

- Ser minucioso e claro ao passar uma informação.

- Apresentar as regras da clínica de maneira esclarecedora.

O cliente tranquilo: é o cliente que ouve com naturalidade tudo o que é dito pela secretária. Ele pensa de maneira ponderada, questiona e analisa os dados transmitidos para tomar uma decisão. Costuma ser o tipo de cliente mais fácil de atender. E, por este motivo, a secretária tende a fazer observações mais espontâneas. Mas cuidado, pois dependendo do que for dito, você pode acabar sendo mal interpretada. Lembre-se de que o fato de uma pessoa ser tranquila e de fácil diálogo não significa necessariamente que ela será menos exigente ou terá expectativas menores.

> ## O que fazer para atender bem um cliente tranquilo?
>
> - Passar a informação claramente.
>
> - Evitar observações fora de contexto ou brincadeiras.
>
> - Dar detalhes interessantes sobre a informação transmitida.
>
> - Evitar intimidades.

O ENCANTAMENTO E A SATISFAÇÃO GARANTIDA

Encantar é provocar uma surpresa positiva no cliente, deixando-o ainda mais satisfeito com o que é oferecido durante a prestação do serviço. Um cliente encantado valoriza o que encontra no consultório. E buscar o encantamento é uma maneira de mostrar ao paciente que ele é importante. Mas como fazer isso? Há diversas ações simples que, quando colocadas em prática no dia a dia, podem render bons resultados e surpreender positivamente o paciente.

Primeiro, vamos explicar como funciona o processo de encantamento. Em princípio, ele é bastante simples, dependendo de duas variáveis essenciais: a expectativa e a percepção. A conjunção destes dois fatores constrói a satisfação do paciente. Expectativa é o que cliente espera do produto ou do serviço oferecido pela empresa (consultório). Já percepção é definida como a forma que o cliente avalia o serviço. A satisfação surge quando o cliente percebe que a expectativa em relação ao serviço foi correspondida. Existe uma fórmula simples que traduz esta relação entre percepção e expectativa:

$$\text{Satisfação} = \frac{\text{Percepção}}{\text{Expectativa}}$$

Os resultados desta fórmula podem variar conforme a percepção do cliente e a expectativa que ele carrega para dentro do consultório. Desta forma:

- Se a percepção é menor que a expectativa, o resultado é o DESENCANTO.

$$P < E = \text{Desencanto}$$

- Se a percepção é igual à expectativa, o resultado é apenas a SATISFAÇÃO.

$$P = E = \text{Satisfação}$$

- Se a percepção é maior que a expectativa, o resultado é o ENCANTAMENTO.

$$P > E = \text{Encantamento}$$

O conceito de encantamento do cliente fica mais claro quando mostramos um exemplo prático. Suponha que um paciente entra no consultório disposto a ser atendido pelo médico, que ele considera um dos melhores cardiologistas do país. O que, portanto, ele espera? Um tratamento atencioso da secretária, as orientações adequadas do médico sobre sua doença e sobre o tratamento a ser seguido, um ambiente agradável no consultório e um tempo de espera moderado. Esta é a **expectativa** do paciente.

A partir daí, tudo que ele receber durante sua passagem por este local contará na **percepção** do serviço. E isso influenciará a forma pela qual acontecerá sua satisfação. Se o paciente recebe da secretária um atendimento frio e impessoal, bem abaixo do que ele esperava, acontecerá o **desencanto**. Ou seja, a percepção é menor do que a expectativa. No entanto, se a secretária atuar da maneira que ele espera, não haverá desencanto e, sim, uma **satisfação** normal.

Em alguns casos, também é possível que o paciente seja surpreendido pela secretária. Se ele espera ser recebido por uma funcionária comum, que só ouve o que ele diz e o orienta no que for preciso, imagine a surpresa ao encontrar uma secretária que lhe serve água, abre a porta para ele passar e o atende sempre com um sorriso confortante no rosto. A percepção, neste caso, é muito maior do que ele esperava. Portanto, há um **encantamento** do cliente.

Para encantar, não é necessário utilizar-se de nenhum artifício mirabolante. Na maior parte das vezes, medidas simples, mas que mostram atenção e respeito ao ser humano, são suficientes para superar as expectativas de quem vai ao consultório. O ponto fundamental no encantamento é a "surpresa" positiva. Deve-se buscar ofertar ao paciente aquilo que ele realmente deseja, mas antes que ele precise se manifestar, e isso só é possível quando conhecemos as motivações e as expectativas do nosso paciente e, mais ainda, quando direcionamos nossa atenção a ele.

Imagine que um paciente pede café na recepção e logo é atendido. O serviço pode ter sido satisfatório, mas qual é o encantamento que existe em pedir alguma coisa e ser bem atendido, quanto mais se estamos tratando de algo tão elementar quanto servir café na sala de espera de um consultório?

Na realidade, encantar o paciente significa estar um passo à frente das suas necessidades e demandas e oferecer algo mais, aquilo que agregará valor ao serviço. Mas, essencialmente, trata-se de um elemento que não era esperado pelo cliente. Resumindo: para encantar uma pessoa no que diz respeito à prestação de um serviço, não basta atender às expectativas, mas, sim, superá-las. Isso pode ser alcançado através de quatro ações fundamentais: a observação, a consideração, a pergunta e a oferta.

AS ETAPAS FUNDAMENTAIS DO BOM ATENDIMENTO

O primeiro aspecto do encantamento, a **observação**, precisa ser colocado em prática durante todo o tempo. Você não conseguirá ser uma secretária de sucesso sem estar atenta às pessoas. Só assim você terá condições de superar suas expectativas.

O trabalho de atendimento exige que a secretária esteja atenta ao que acontece, não apenas com os pacientes, mas também com o consultório de uma maneira geral. Este cuidado permite que a secretária se antecipe, executando uma ação que o cliente faria ou solicitaria. Mais que isso: o olhar atencioso dos processos e comportamentos registrados no espaço da recepção pode revelar muita coisa. Elementos que estão atrapalhando o acolhimento ou incomodando os pacientes de maneira direta podem ser identificados pela profissional da linha de frente. Uma observação criteriosa pode identificar também algumas das expectativas das pessoas que vão ao consultório.

É através da observação que a equipe do consultório pode perceber, por exemplo, se as cadeiras na sala de espera são desconfortáveis, se o volume da TV está alto demais, se a disposição da mobília está atrapalhando a decoração ou a circulação de pessoas e se os pacientes deixam a sala do médico reclamando do atendimento, entre outras coisas. Como podemos perceber, funcionários atentos e bem treinados para observar com critério o ambiente da recepção podem identificar uma série de fatores que podem tanto atrair e reter pacientes quanto afastá-los. A maior parte destes fatores não pode ser observada pelo médico. Logo, se a equipe do consultório não estiver atenta, fica bem mais difícil decifrar as expectativas dos pacientes.

A **consideração** pode ser entendida como a percepção do outro e a consciência das necessidades desta pessoa. "A consideração pelo cliente é uma qualidade excelente. É o maior atrativo que se pode ter. Se alguém está com sede, a pessoa solícita se antecipa e lhe oferece algo para beber. Consideração significa percepção e atenção em relação às outras pessoas", defendia Paramahansa Yogananda, um dos maiores gurus indianos, falecido em 1952. É através da consideração pelos pacientes que a secretária consegue o seu respeito e tem seu trabalho valorizado.

Outro aspecto do encantamento do cliente é a **pergunta**, que demonstra interesse real pelo ser humano que chega à recepção do consultório. A secretária deve saber perguntar aos pacientes de maneira simpática e cortês. Além disso, é preciso avaliar a hora certa de fazer uma pergunta. Se, por exemplo, uma paciente está entediada de esperar, a secretária pode puxar uma conversa a partir de algo a respeito da família, como "os seus filhos vão bem na escola?". Isso fará a paciente ter um interesse em falar e, dessa forma, pode se distrair e esquecer da espera.

A **oferta** é o último fator fundamental do encantamento. Sem ela, o serviço não apresenta nenhum diferencial aos pacientes. A secretária precisa oferecer aquilo que percebe que o paciente necessita. Por exemplo: se estiver fazendo muito calor, por que não oferecer um copo de água assim que o paciente entra no consultório? Ou se o cliente se mostrar preocupado com algum assunto externo ao consultório, que tal oferecer-lhe a oportunidade de fazer uma ligação telefônica para alguém? São ações que surpreendem e encantam o paciente enquanto valorizam o trabalho da secretária. Veja a seguir algumas das ações possíveis para quem recebe os clientes no consultório.

> ### Uma secretária de sucesso pode surpreender o cliente caso...
>
> - Serva água, café, sucos etc.
>
> - Avise ao paciente que a revista que está sobre a mesa da sala de espera é nova.
>
> - Mostre às crianças onde há brinquedos para elas se distraírem.
>
> - Questione se o paciente deseja alguma explicação, caso ele pareça intrigado.
>
> - Ajude o cliente a subir ou descer uma escada ou rampa.
>
> - Ofereça o telefone para uma ligação de emergência.
>
> - Converse durante a espera, principalmente com os idosos.
>
> - Tranquilize o paciente se ele derrubar algo no chão, pegando o objeto ou limpando o chão logo em seguida (ou solicitar ao servente que o faça).
>
> - Mantenha um sorriso sincero no rosto e a vontade de atender nas ações praticadas.

Estes fatores devem caminhar sempre de mãos dadas. Não adianta apenas oferecer algo se a secretária não tem consideração alguma pelos pacientes. E deve-se lembrar que, para encantar o paciente, é preciso oferecer algo que o surpreenda, levando sua percepção do serviço muito além do que ele esperava.

O ATENDIMENTO TELEFÔNICO

O telefone é uma ferramenta de trabalho que não agrada a muitas pessoas. Porém, ele pode ter força e uma importância muito maior do que se imagina. O problema não está no telefone em si, mas no fato de ele não ser utilizado de maneira adequada em diversos locais, principalmente nos consultórios médicos. Algumas secretárias veem o telefone apenas como um inimigo em suas mesas de trabalho. É comum ouvir em uma recepção a seguinte frase: "ainda bem que o telefone ainda não tocou hoje". Você, que chegou até esta página do livro, sabe melhor do que ninguém: o telefone não tocar não é algo bom, e sim ruim, pois se o consultório não tiver pacientes, não terá sucesso.

O atendimento por telefone é uma das maneiras mais antigas que as secretárias utilizam para marcar consultas, confirmar horários com os pacientes e dialogar com planos de saúde e com fornecedores. Normalmente, o primeiro contato que o paciente tem com o serviço médico se dá pelo telefone, mesmo nos tempos atuais em que a comunicação pela internet ganha cada vez mais importância. Por isso mesmo, saber tratar deste importante canal de contato é essencial para a qualidade final do serviço. Em muitos casos, o paciente simplesmente procura outro consultório por não ter sido bem atendido ao telefone.

Por este canal, é possível oferecer um atendimento tão eficiente e agradável como se o paciente estivesse na sala de espera do consultório. Para isso, a secretária precisa estar atenta aos mesmos fatores que explicamos anteriormente, sem esquecer de adaptá-los para a realidade da comunicação à distância, por telefone.

A primeira coisa que uma secretária precisa ter em mente é que ela representa, ao telefone, o consultório e, por consequência, o médico. Portanto, um atendimento mal feito fará com que a pessoa, do outro lado da linha, não perceba de maneira adequada a qualidade que o consultório lhe oferece. Um ponto fundamental, neste caso, é ter cuidado com a forma pela qual a informação é transmitida.

Como não estão frente a frente, os interlocutores apenas escutam suas vozes e imaginam, a partir disso, o que cada um expressa ou faz no momento em que acontece a conversa. Ao telefone, o primeiro instante é responsável por cerca de 90% da atenção do interlocutor. Por isso, também é preciso ter alguns cuidados com sua voz na hora de atender pacientes por este canal.

Cada ligação telefônica exige equilíbrio por parte da secretária. Afinal, o paciente que liga agora não faz ideia do que ocorre ou aconteceu no consultório. O cliente não sabe, nem quer saber, que a pessoa que ligou antes deixou a secretária enfurecida ou rindo histericamente. Cada ligação deve ser iniciada de maneira equilibrada e dentro do que é esperado pelo paciente.

A secretária pode (e deve) tomar alguns cuidados com a voz. Por exemplo: se estiver resfriada, sua voz tende a parecer fanhosa e de difícil compreensão. Se possível, ela deve explicar ao paciente o porquê de sua voz estar assim. Desta forma, ele compreenderá que se trata de um atendimento fora do que normalmente encontraria. A voz também pode assumir outras interpretações, dependendo do estado físico de quem atende, como mostrado na tabela a seguir:

Como fica a voz se a secretária estiver...

Resfriada	Voz nasalada e fanhosa, dificultando a compreensão da mensagem.
Nervosa	Voz rude e gaguejante, causando irritação nos pacientes.
Irritada ou revoltada	Voz áspera, pois o maxilar se contrai e dificulta a saída do ar.
Triste ou deprimida	Voz monótona, sem vibração, passando ideia de cansaço.
Preocupada	Voz apressada, em que as sílabas se atropelam.
Intranquila	Voz alta e rápida, como se estivesse agredindo o ouvinte.
Assustada ou emocionada	Voz soluçante ou gaguejante, transmitindo insegurança.

Além do cuidado com a voz, a secretária precisa estar atenta a alguns pontos essenciais na hora de atender uma pessoa por telefone. Tratá-los como "querido" e "meu bem", por exemplo, pode passar uma impressão de falsa intimidade, o que não é recomendável. Por esta razão, o cliente deve ser tratado sempre como "senhor" ou "senhora". Veja a seguir uma lista de dicas importantes para serem colocadas em prática na hora de interagir com os pacientes via telefone:

O que fazer ao atender o paciente no telefone?

- Atender no primeiro ou, no máximo, no segundo toque do telefone. Isso transmite uma excelente ideia de pronto-atendimento. Nunca deixar passar do terceiro toque, o que pode demonstrar desleixo.

- Chamar o cliente por "senhor" ou "senhora". Evitar chamá-lo de "você", a menos que ele solicite. Não o chamar de "bem", "benzinho", "amor", "amorzinho", "querido" ou "meu anjo": isso cria uma falsa intimidade com o cliente, o que é desnecessário e prejudicial à imagem da funcionária e do consultório.

- Fazer uma saudação enfática ao telefone. Dizer o nome do médico ou da clínica, depois falar o seu próprio nome e oferecer-se a ajudar. Exemplo: "Consultório do doutor Marcos Álvares, Simone falando, em que posso ajudar"?

O que fazer ao atender o paciente no telefone?

- Ter os mesmos cuidados com a voz que teria se o paciente estivesse a sua frente: utilizar sua voz com o tom, ritmo e velocidade adequados, obedecendo às regras gramaticais e utilizando um bom vocabulário.

- Mostrar-se uma pessoa prestativa e disposta a resolver os problemas do paciente. Se ele estiver com dúvidas, explicar o mesmo ponto quantas vezes forem necessárias para a total compreensão.

- Escutar com atenção o que o paciente deseja falar. Valorizar os detalhes que ele informa e não o interromper. Deixá-lo falar, principalmente se ele estiver nervoso ou preocupado. Uma interrupção pode aumentar o nervosismo, porém direcionar a ligação para que seja objetivo.

- Informar com clareza e calma tudo que o paciente quer saber. Se ele entender de maneira adequada o que desejava, questionar se é possível fazer mais alguma coisa para ajudá-lo.

- Se o cliente estiver nervoso, não pedir para ele se acalmar. Muitas pessoas se irritam ainda mais com este tipo de solicitação. O ideal é acalmá-lo com empatia, colocando-se no lugar dele.

- Não deixar o paciente aguardando na linha por mais de um minuto. O melhor é não deixá-lo aguardando. Se for inevitável, explicar o motivo da demora em atendê-lo. Nunca pedir para ligar depois. Afinal, se ele ligou neste instante é porque precisa ser atendido imediatamente.

- Despedir-se de forma cortês, enfatizando que estará ali sempre que ele precisar de auxílio. É imprescindível demonstrar disponibilidade na hora de encerrar o contato.

- Ao fazer uma ligação, a secretária deve ser objetiva. Não ficar enrolando muito tempo e dizer logo ao cliente o objetivo da chamada. Se for para marcar ou confirmar o horário de uma consulta, ter certeza de que a informação foi compreendida pelo cliente.

No atendimento por telefone, não podemos contar com alguns artifícios que usamos pessoalmente. Por isso, a arte do atendimento telefônico se torna mais difícil. Tente ser objetiva, pois o tempo é fundamental para a produtividade. Apesar disso, jamais finalize uma ligação sem ter atendido por completo ao paciente e acima de tudo mostre-se simpática e cortês.

Capítulo 10

Casos sobre qualidade na recepção

Palavras-chave
- Qualidade;
- Superação;
- Satisfação.

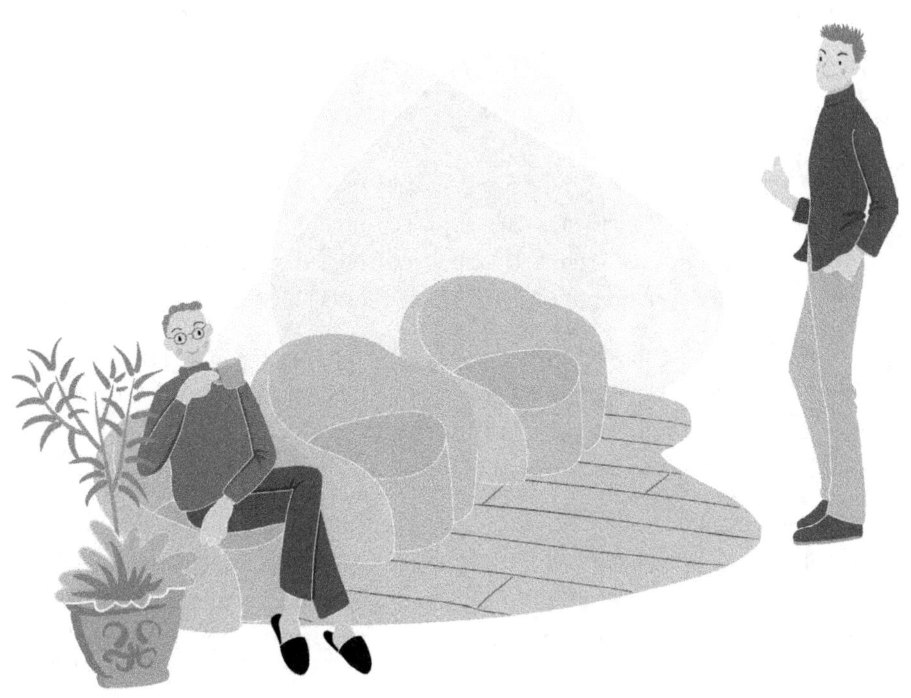

"Loucura é fazer sempre as mesmas coisas e querer resultados diferentes."
Ana Abrantes

Neste capítulo, traremos alguns casos simples, porém emblemáticos, de como o atendimento da secretária é decisivo para a percepção final de qualidade por parte do cliente. Após cada um dos cinco casos, apresentamos uma breve análise dos problemas verificados.

Caso 1: O que provoca a insatisfação do paciente?

A mãe de Tânia

Tânia é uma empresária de sucesso. Todos gostam do seu trabalho. Sua vida pessoal também é feliz. A única preocupação que ela tem é com a mãe, Dona Madalena. Tânia vive sobressalta quando recebe ligações da mãe, que mora sozinha, apesar de todas as insistências da filha em ela ir para seu apartamento. Dona Madalena é cardíaca, a grande causa da preocupação da filha.

Naquela ensolarada tarde de setembro, Tânia recebe uma ligação da mãe. "Estou passando mal, acho que estou com a pressão muito alta", conta Dona Madalena. A filha se assusta com o estado da voz do outro lado da linha e resolve socorrer rapidamente a mãe.

No carro, a caminho da casa de Dona Madalena e contrariando o Código Brasileiro de Trânsito, Tânia liga do celular para o consultório do cardiologista da mãe. "Só um minuto, já vou atendê-la", diz a secretária. Depois de ultrapassar um sinal vermelho e receber uma multa por estar ao celular, Tânia é atendida.

"O que a senhora deseja?", pergunta secamente a secretária. Ela conta a história. A atendente avisa que vai passar a ligação para o médico. A espera agora é maior, com direito até a música no ouvido. Tânia já acha que vai escutar a nona sinfonia de Beethoven inteira antes de ser atendida.

Quando finalmente o médico diz o "alô" do outro lado da linha, ela ainda é obrigada a contar sua história toda de novo. Ela, então, aguarda uma posição do médico, que diz: "Calma, calma. A sua mãe não deve ter nada sério. Traga ela aqui assim que puder e a mande tomar o remédio que eu receitei na última consulta". E desliga.

Dona Madalena é levada por Tânia até o consultório. Ela diz já se sentir melhor após tomar o remédio prescrito na última consulta, mas a filha quer que ela seja atendida de qualquer jeito. Ao entrar na sala de espera, Tânia até se assusta com a quantidade de pacientes. A secretária pede para que duas mulheres aguardem para fazerem fichas. Tânia se aproxima e a atendente pede que ela espere também. Tânia concorda, mas pensa: "Será que o caso da minha mãe não é mesmo tão sério quanto eu imagino"?

Quinze minutos depois, Tânia preenche a ficha. Dona Madalena já está confortavelmente sentada em uma das poucas cadeiras da sala de espera. Um celular toca: é o da secretária. Ela atende e começa a conversar de maneira descontraída. O telefone do consultório também começa a tocar. Visivelmente irritada, a atendente pega no fone e diz aquela mesma frase que havia dito a Tânia: "Só um minuto, já vou te atender". Ela volta ao celular, diz que terá que desligar para atender um cliente e pede para que a pessoa ligue de novo em cinco minutos. A pessoa que aguardava na linha é atendida, bem mais rápido que a longa conversa no celular. Enquanto isso, Tânia segura na mão a ficha preenchida. Depois de desligar o telefone, a secretária finalmente pega a ficha das mãos de Tânia e pede que ela aguarde.

Tânia espera em pé pelo atendimento. A espera é longa, mais de 40 minutos. Dona Madalena já parece animada, aparentemente a pressão já estabilizou. O medicamento fez efeito. A secretária volta a conversar com alegria no telefone. A pessoa que havia ligado anteriormente para o celular, retornou o telefonema para o número do consultório. Além de falar alto, dando risadas que Tânia considera as mais irritantes e escandalosas que já viu, ela não para de lixar as unhas. O som da lixa torna a situação mais irritante ainda para Tânia.

Após 50 minutos, chega a vez delas. Durante a consulta, o médico explica o quadro de Dona Madalena, enfatizando que Tânia não deve se preocupar. Na maior parte do tempo, no entanto, o médico observa algo na tela do computador que Tânia suspeita serem mensagens recebidas pela internet. Em duas ocasiões, o telefone toca enquanto Tânia expõe o problema de sua mãe. O médico atende. Em uma das ligações, Tânia fica surpresa quando o médico solta uma sonora gargalhada. Ao desligar, o médico pede desculpas e continua a atender Tânia e Dona Madalena. No final da consulta, o médico receita outros medicamentos e pede a Tânia que não se preocupe tanto, pois está tudo bem.

No carro, Dona Madalena repete que Tânia não deveria se preocupar, pois seu cardiologista é um dos melhores do país. A filha diz que confia na experiência do médico e que sabe de seus conhecimentos, mas ela só queria ter recebido uma coisa: atenção. Afinal, sua mãe é uma das pessoas mais importantes em sua vida. Por isso, Tânia já decidiu: buscará um profissional com tanto conhecimento técnico quanto o atual cardiologista da sua mãe para que haja um atendimento melhor da próxima vez que precisar.

CASO 2: A IMPORTÂNCIA DA APRESENTAÇÃO PESSOAL

Aparência versus atendimento

Era a primeira visita da consultora de moda Luisa ao consultório do Dr. André Duarte. Ao subir pelo elevador até o oitavo andar, onde se encontrava a sala do doutor, Luisa se lembrava das recomendações de sua amiga de trabalho: "O Dr. André é excelente médico, tem quase 30 anos de Medicina e sabe tudo de Cardiologia. Eu já me consulto com ele há cinco anos, tenho certeza de que você também vai gostar". Com tantas recomendações que sua amiga havia feito, ela tinha certeza de que receberia um ótimo atendimento. Luisa saiu do elevador e caminhou em direção à sala. Ao tocar a campainha do consultório, Luisa se encheu de expectativa.

Ao entrar, porém, sua primeira impressão não correspondia ao que havia imaginado. Era Bianca, a secretária do Dr. André. Por ser uma consultora de moda, Luisa percebeu que a secretária não se enquadrava ao tipo de médico que sua amiga havia descrito. Bianca era uma jovem que aparentava ter entre 25 e 30 anos. Não era naturalmente muito bonita: talvez por essa razão se arrumasse de uma maneira não muito prudente para o seu local de trabalho. Por se tratar de um ambiente médico e de um doutor tão bem indicado, Luisa imaginava que sua secretária seria elegante, porém discreta, sem chamar tanta atenção. Entretanto, a aparência de Bianca estava na contramão do que ela esperava.

Bianca possuía longos cabelos negros e que iam até a cintura. Sua maquiagem era bastante carregada e chamava a atenção mais pelo exagero do que pela beleza. O esmalte de suas unhas combinava com a maquiagem, ou seja, nada discreto, assim como seus acessórios: brincos e colares de tamanho exagerado. A roupa que ela vestia também não era a mais recomendada para este ambiente: uma saia um tanto quanto curta e uma blusa bastante colorida. Antes de começar o atendimento, Bianca precisou ir até a sala do Dr. André, foi quando Luisa percebeu o salto do sapato que ela estava usando. Também não havia como deixar de perceber: além de alto, fazia um barulho estridente ao caminhar. Ao contrário do que tentava mostrar, Bianca aparentava ser uma secretária fútil e mais interessada em chamar atenção para si do que em atender bem os pacientes.

Luisa então ficou se perguntando: "Como um médico de tantas recomendações deixaria que sua secretária se apresentasse desta maneira? Afinal de contas, a secretária é a primeira impressão que um paciente tem ao entrar no consultório". Será que o Dr. André também frustraria suas expectativas? Será que sua amiga estava errada ao indicar um médico desses?

Ao voltar da sala do Dr. André, Bianca começou a atender Luisa. Para sua surpresa, ela se mostrou muito simpática e prestativa. Durante o período de espera pelo atendimento médico, Bianca procurou conversar e fazer ofertas, como água e biscoitos, para que este período passasse despercebido. Luisa não compreendia como o visual de Bianca não correspondia em nada com o seu serviço. Ou seja, aparência e atendimento eram exatamente opostos um do outro.

Quando Bianca informou que podia entrar na sala do Dr. André, Luisa pensou se ele seria um tanto extravagante, assim como sua secretária. Ao entrar, Luisa pôde notar que o médico, lá pelos seus 60 anos, era como sua amiga havia descrito, senão melhor. Ele a recebeu com bastante simpatia, ouviu tudo que Luisa queria dizer, prestou os exames e pediu que ela voltasse dentro de um mês. Ao final da consulta, ela estava muito satisfeita com os serviços do Dr. André.

Ao sair da sala, foi em direção à mesa de Bianca e marcou uma nova consulta. Depois de se despedir e sair do consultório, Luisa avaliou o consultório do Dr. André Duarte: o médico era excelente e a secretária, muito simpática, embora sua aparência não correspondesse a este tipo de profissional. Ao entrar no elevador, Luisa, seguindo seus instintos profissionais, pensou: "Na próxima consulta, quando estiver com mais intimidade com Bianca, vou dar umas dicas de moda para ela. Aí, ela poderá perceber como a aparência e o atendimento devem andar lado a lado. Acho que ela vai gostar".

Caso 3: Tempo de espera no consultório

O tempo é o mesmo, mas a satisfação...

O mundo é engraçado. Certas coisas podem acontecer ao mesmo tempo. Algumas pessoas chamam de coincidências, mas o que interessa é que naquele dia, Danilo e Samuel se encontram no elevador do edifício Arvoredo e se cumprimentam discretamente (por educação, pois não se conhecem). Não sabem que passarão por experiências parecidas, mas também bem diferentes entre si.

Danilo sai do elevador no quarto andar. Está indo se consultar, mais uma vez, com a sua dermatologista. Não aguenta ter aquelas espinhas no rosto. "São os 15 quinze anos" – é o que a médica sempre diz. Chega à sala 410 e toca a campainha.

Três andares acima, Samuel sai do elevador em frente ao consultório do gastroenterologista a quem sempre se consulta, pelo menos uma vez por trimestre. Ele aperta o botão e ouve a secretária se dirigir para abrir a porta.

Os dois entram quase que ao mesmo tempo nos consultórios. Danilo olha em volta: quatro pessoas esperam ser atendidas. Samuel teve mais sorte: só duas pessoas aguardam pelo gastroenterologista. As secretárias os atendem e pedem que eles esperem, pois os médicos demorarão para chamá-los.

Danilo se senta próximo a uma mesa ao canto da sala e percebe que há uma edição nova da sua revista de surfe favorita.

- Nossa! Eu nem sabia que tinha saído este número. Puxa, deve ser novinha – comenta.

- É sim. Eu mesma comprei hoje de manhã – responde a secretária.

A clientela da clínica é basicamente de adolescentes. Por isso, semanalmente é comprada uma revista diferente, tanto para os meninos quanto para as meninas. Danilo parece encantado, folheia a revista e começa a devorar as notícias. A secretária conversa com uma menina de 13 anos, que está com sua mãe:

- Como foram as provas? Quando você saiu da última consulta, comentou que estava muito preocupada porque tinha que estudar Matemática. Como você se saiu?

- Melhor do que eu imaginava.

A conversa segue animada. Danilo também participa, comentando que sua matéria favorita é Geografia. O bate-papo entre os pacientes e a secretária acontece tão naturalmente que Danilo nem sente que se passam 45 minutos até a dermatologista chamá-lo para ser atendido.

A percepção do tempo fica por conta de Samuel, no outro consultório. Sua espera dura cerca de meia hora, mas ele acha que está em uma sala de tortura. Quando se senta para esperar, encontra algumas revistas antigas sobre a cadeira. Os homens que também aguardam não parecem dispostos a conversar. Um aparenta estar dormindo. O outro folheia um jornal com data de dois dias atrás. A secretária permanece calada, preenchendo fichas e atendendo telefonemas.

O tempo se arrasta para Samuel. A cadeira desconfortável parece puxá-lo para o centro da Terra. A cor amarela da parede o desagrada. A sala parece pequena demais e ele acha que as cadeiras estão muito próximas umas das outras. O senhor ao seu lado lhe dá pequenas cotoveladas a todo instante. Sua ansiedade aumenta, ainda mais depois que chegam outros três pacientes, que também não estão dispostos a conversar.

Um relógio acima da mesa da recepção é o torturador de Samuel. Ele acompanha os ponteiros darem voltas sem parar: cinco, dez, 15, 20, 25, 30 minutos. Para se distrair, resolve folhear uma revista e percebe, surpreso, que já tinha visto esta mesma revista na consulta anterior.

Finalmente, o médico o chama. Foram intermináveis segundos, contados um a um. A consulta dura cerca de 15 minutos. Tudo está bem. Samuel sai do consultório, mas ao passar pela recepção, não cumprimenta a atendente e até sente um arrepio quando olha novamente para o relógio na parede. Ele torce para, quando voltar, seu torturador já tenha sido jogado fora.

Samuel entra no elevador. Três andares abaixo, entra Danilo, sorridente. Os dois se reconhecem e trocam cumprimentos mais uma vez. Samuel estranha a alegria de Danilo, mas não pergunta nada. Também não adiantaria: o jovem está relembrando a revista que encontrou, as amizades que fez e a boa conversa ocorrida nos minutos em que esperava para ser atendido pela sua dermatologista.

Caso 4: O aprimoramento profissional

A estrada bifurcada

Foram dois anos de trabalho árduo. Desde que decidiu melhorar o atendimento em seu consultório, o clínico geral Tales Moreira teve um caminho longo pela frente e ainda não conseguiu chegar ao objetivo final. O médico, que tem um número considerável de clientes, resolveu proporcionar a eles uma atenção maior durante a consulta e investiu nas suas duas secretárias. Só que foi como se ele tivesse chegado a uma bifurcação, onde cada caminho leva a um destino bem diferente: suas secretárias, depois destes dois anos de investimento, se tornaram tão diferentes uma da outra que não pareciam mais trabalhar no mesmo local.

Há cerca de dois anos, o Dr. Tales começou a perceber que alguns pacientes reclamavam do atendimento no consultório, mesmo que o médico lhes oferecesse um diagnóstico e um tratamento eficientes. Ele, então, passou a prestar mais atenção no que acontecia a sua volta e percebeu que precisava modificar algumas coisas, a começar pela linha de frente de atendimento. Suas duas funcionárias, responsáveis pela recepção, estavam visivelmente desanimadas, não davam atenção aos pacientes e, algumas vezes, eram até grosseiras.

Foi então que Tales começou a atuar. Ele passou a dar mais atenção às secretárias, ouvindo seus problemas e tentando apresentar soluções. Começou a trazer notícias sobre a área da Saúde e estimulava que as secretárias lessem os artigos. Pedia que elas trouxessem ao consultório quaisquer notícias ou informações relevantes. E ainda pagou cursos de informática e gerenciamento administrativo para as duas. Os resultados foram impressionantes, de tão dissonantes um do outro.

Vânia, a secretária que trabalha à tarde, a princípio não dava atenção ao que era dito pelo médico. Para ela, o Dr. Tales estava ali somente para lhe encher a paciência. Até que fez o curso de informática gratuitamente e começou a se encantar pelas atitudes do profissional. Ela logo percebeu que poderia ter uma carreira brilhante, desde que se empenhasse para este objetivo. Quando o médico passou a mostrar-lhe as notícias que encontrava em revistas e jornais sobre o exercício da profissão, ela começou a demonstrar um interesse muito maior. Ela sempre gostou de pesquisar e o incentivo dado pelo médico despertou seu desejo por aprimoramento. Vânia não esperava mais o médico trazer notícias: passou a buscar outras informações por conta própria. Estava decidida em se tornar uma secretária de sucesso.

O que foi percebido é que a sala de espera do consultório registrou um aumentou no número de pacientes à tarde após estas mudanças. O médico acredita que, estando mais "por dentro" da área em que atua, Vânia passou a interagir mais com os pacientes, oferecendo informações que muitos deles nem sonhavam em saber. Conversando, a secretária se mostra mais simpática e minimiza o desgaste provocado pelo tempo de espera. Os clientes acreditam que Vânia sempre tem uma novidade para eles, pois a consideram uma secretária "para frente".

A história de Paula, no entanto, é muito diferente de sua colega de recepção. Paula atende somente na parte da manhã e se tornou uma das responsáveis pelo fraco movimento de pacientes durante este horário. O Dr. Tales não sabe mais o que fazer com ela. Nos dois últimos anos, ele não privilegiou ninguém: o que ofereceu a Vânia também propôs a Paula e vice-versa. No entanto, foi como querer transformar poeira em ouro.

Tales estimulou a leitura de notícias relacionadas à área médica, pagou curso de informática e ofereceu novos treinamentos a Paula, assim como fez com Vânia, mas não adiantou. Ela mantém o ar de desmotivada que carrega há alguns anos e não há nada que possa mudar. Paula é muito tradicionalista, rígida e detesta mudanças. Para ela, fazer seu trabalho da maneira mais rápida, silenciosa e simples possível é a única solução para agradar o paciente. Não é à toa que, no horário em que Paula fica na recepção, o número de clientes nunca chega à metade dos que há no horário de Vânia. Os pacientes não se sentem bem ao lado de uma secretária que não se interessa por eles, se preocupando somente em fazer seu trabalho e que tampouco está interessada em minimizar o tempo de espera pela consulta.

Tales sabe que errou ao optar por Paula. Ela tinha experiência em outros consultórios. O médico acreditava que, mesmo ela não respondendo ao perfil necessário para o cargo, poderia dar uma chance. As oportunidades surgiram e Paula não quis agarrá-las. Hoje, Tales não sabe o que fazer. Ele pensa em desistir de estimular Paula e contratar outra secretária.

O problema é seu sentimento de culpa, pois o que considera como o seu maior erro foi ter empregado uma pessoa que não atendia, nem de longe, as características principais exigidas para o cargo de secretária. Realmente, ele não raciocinou sobre o que desejava para o cargo.

Conclusão

No decorrer deste livro, vimos os mais diversos aspectos que fazem toda a diferença no desenvolvimento profissional de uma secretária. Entendemos o quanto o seu trabalho é importante para um consultório ou clínica e também para a carreira do próprio médico: como vimos, o papel que desempenha no processo de conquista de pacientes é fundamental.

Mas apesar de todos os conselhos, todas as dicas e técnicas abordadas, apesar de toda a orientação que foi colocada desde o início deste livro, para que tudo dê certo e seus objetivos sejam completamente alcançados faltam dois ingredientes: o seu esforço e a sua determinação. Sem eles, nem a melhor técnica de atendimento do mundo dará resultado. E você deve imaginar que nenhum livro ou curso neste mundo, por melhor que seja, poderá ensinar uma pessoa a se esforçar e comprometer-se com seus objetivos.

O que faz uma profissional de sucesso, seja na recepção, seja em qualquer tipo de empresa, é o equilíbrio perfeito entre o conhecimento para desempenhar suas atividades da maneira mais correta e adequada, e o seu empenho e comprometimento para melhorar cada vez mais. É possível que uma pessoa muito esforçada e determinada obtenha bons resultados mesmo sem dispor da melhor técnica. Porém, o contrário não se aplica: é impossível que uma pessoa, mesmo detendo o conhecimento das melhores técnicas, seja bem sucedida sem o nível adequado de esforço e determinação.

Por isso, como última abordagem profissional para que você atinja todos os seus objetivos e que obtenha o reconhecimento como uma secretária de sucesso, apenas uma palavra: acredite! Antes de qualquer um, você precisa estar convencida de que seu trabalho é importante. Sua atuação profissional influenciará muitas vidas: dos pacientes, dos médicos e também a sua e a de seus familiares! Acredite que você pode chegar lá e fazer a diferença. Acredite que o esforço e o empenho valerão a pena e no tempo certo e na medida exata da sua determinação, a recompensa virá, com toda a certeza. Acredite que é possível sim construir uma carreira brilhante no setor de atendimento em saúde. Agora que você chegou ao final deste livro e

conhece as práticas para a qualidade na recepção, o sucesso nesta emprei-
tada dependerá muito mais da sua força de vontade do que qualquer outro
elemento.

Mesmo que tudo a sua volta tente lhe desviar do seu caminho e que
as pessoas ainda não entendam o valor do seu trabalho, acredite: a única
pessoa que faz a diferença verdadeira na sua carreira é você. Enquanto
estiver firme nesta convicção, esteja certa de que nenhum obstáculo será
grande o bastante. Vamos arregaçar as mangas e dar início a esta nova fase
do seu desenvolvimento profissional.

Boa sorte e muito sucesso!

Bibliografia

ALBHRECHT, Karl. *Revolução nos serviços.* São Paulo: Pioneira, 1992.

ALBHRECHT, Karl & **BRADFORD**, Lawrence J. *Serviços com qualidade.* São Paulo: Makron Books, 1992.

ALMEIDA, Sérgio. *Cliente nunca mais - 500 dicas para irritar ou perder o cliente sem fazer força.* Salvador: Casa da Qualidade, 1994.

BYHAM, William C. *Zapp! - o poder da energização - como melhorar a qualidade, a produtividade e a satisfação dos funcionários.* Rio de Janeiro: Campus, 1992.

CANDELORO, Raúl & ALMEIDA, Sérgio. *Correndo pro abraço - como vender mais fazendo com que o cliente compre sempre.* Salvador: Casa da Qualidade, 2002.

CASTRO, Alfredo Pires de. *Automotivação - como despertar esta energia e transmiti-la às pessoas.* Rio de Janeiro: Campus, 1995.

CASTRO, Alfredo Pires de. *Zapp! em ação - como implementar as técnicas de energização (empowerment) para melhorar a qualidade e a satisfação das pessoas!* Rio de Janeiro: Campus, 1994.

CENTURIÃO, Alberto. *Brasil - 500 anos de mau atendimento.* São Paulo: Educator, 2000.

GRETZ, João Roberto. *A força do entusiasmo - como usar a fonte de energia que existe dentro de você.* Florianópolis: Talentos Humanos, 2001.

HOROVITZ, Jacques. *Qualidade de serviço.* São Paulo: Nobel, 1993.

MARTINS FILHO, Luiz A. *Socorro! Preciso de motivação.* São Paulo: Habra, 1995.

PIRES DE CASTRO, Alfredo & **JOSÉ MARIA**, Valeria. *Motivação - como desenvolver e utilizar esta energia.* Rio de Janeiro: Sindicado Nacional dos Editores de Livros, 1998.

POLITO, Reinaldo. *Como falar corretamente e sem inibições.* São Paulo: Saraiva, 2002.

RIBEIRO, Júlio. *Fazer acontecer.* São Paulo: Cultura, 1994.

WALKER, Denis. *O cliente em primeiro lugar.* São Paulo: Makron Books, 1991.

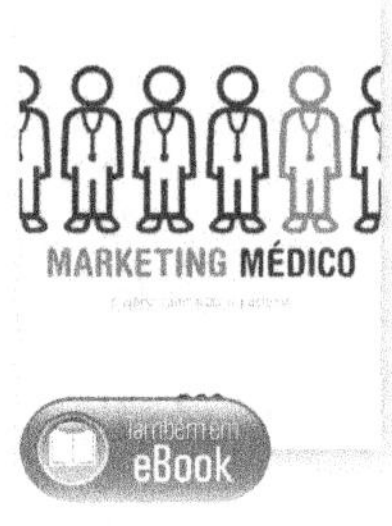

Marketing Médico
Renato Gregório

As melhores ferramentas de gestão e estratégias de marketing para gerar credibilidade e criar valor para seus pacientes.

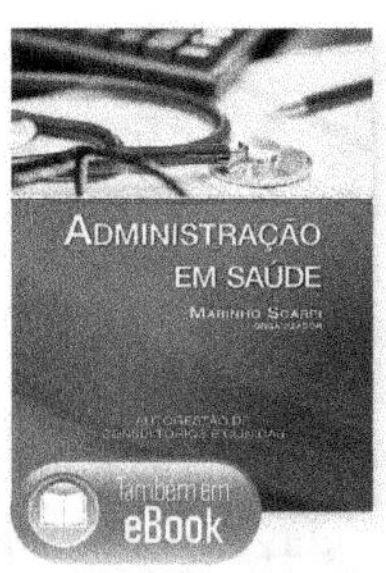

Administração em Saúde
Marinho Scarpi (organizador)

A maior obra já lançada sobre administração para consultórios e clínicas. A verdadeira "Bíblia" da gestão para serviços de saúde.

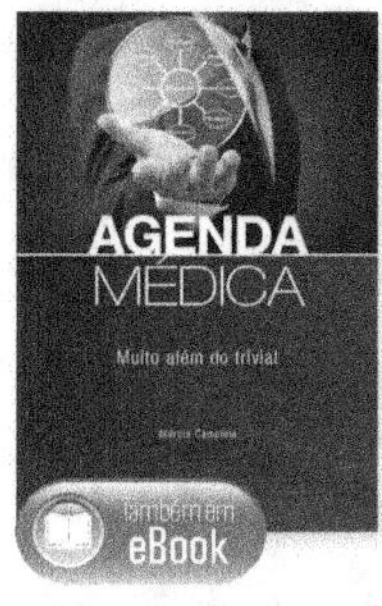

Agenda médica: muito além do trivial
Márcia Campiolo

De que adianta uma clínica ter boa estrutura se a agenda é falha? O livro desvenda os segredos para organizar a estrutura de atendimento em consultórios e clínicas, gerando um serviço de excelência.

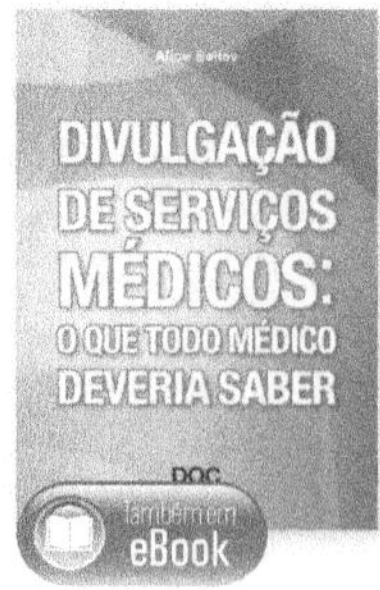

Divulgação de serviços médicos: o que todo médico deveria saber
Alice Selles

De maneira objetiva, o livro mostra para o profissional médico como utilizar as ferramentas ideais de marketing no dia a dia, ajudando na relação com o paciente.

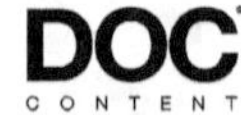